Nupur Gupta
Sachin Gupta
Shalya Raj

Trajetória de deslizamento e largura apical

Nupur Gupta
Sachin Gupta
Shalya Raj

Trajetória de deslizamento e largura apical

ScienciaScripts

Imprint

Any brand names and product names mentioned in this book are subject to trademark, brand or patent protection and are trademarks or registered trademarks of their respective holders. The use of brand names, product names, common names, trade names, product descriptions etc. even without a particular marking in this work is in no way to be construed to mean that such names may be regarded as unrestricted in respect of trademark and brand protection legislation and could thus be used by anyone.

Cover image: www.ingimage.com

This book is a translation from the original published under ISBN 978-3-659-56650-9.

Publisher:
Sciencia Scripts
is a trademark of
Dodo Books Indian Ocean Ltd. and OmniScriptum S.R.L publishing group

120 High Road, East Finchley, London, N2 9ED, United Kingdom
Str. Armeneasca 28/1, office 1, Chisinau MD-2012, Republic of Moldova, Europe
Printed at: see last page
ISBN: 978-620-7-66782-6

RECONHECIMENTO

Para começar, agradeço ao mais misericordioso e compassivo, o **DEUS ALTÍSSIMO**, pois acredito que Deus nos guia sempre através das trevas para o caminho da luz.

É uma grande honra expressar o meu respeito e gratidão à minha professora **Dra. Vineeta Nikhil,** Professora e Directora do Departamento de Dentisteria Conservadora e Endodontia, Subharti Dental College, Meerut. É de facto um privilégio ter tido a oportunidade de ser sua aluna. Agradeço-lhe sinceramente por me ter ensinado a pensar e a raciocinar enquanto aprendia.

Gostaria de expressar a minha profunda gratidão ao meu estimado professor e co-orientador **Dr. Sachin Gupta**, Professor, Departamento de Dentisteria Conservadora e Endodontia, Subharti Dental College, Meerut. A sua busca incansável pela excelência académica e a sua visão profissional foram uma fonte de encorajamento e inspiração constantes. Os seus conhecimentos e entusiasmo pela matéria têm sido um modelo a seguir.

Estou grata à minha estimada professora e orientadora, **Dra. Shalya Raj,** leitora do Departamento de Dentisteria Conservadora e Endodontia, Subharti Dental College, Meerut, pelo seu incessante encorajamento, orientação valiosa e oportuna em todos os momentos que me incentivaram a preparar esta dissertação.

Estou grato à **Dra. Shikha Jaiswal,** ao Dr. **Padmanabh Jha,** à Dra. **Parul Bansal,** ao Dr. **Rohit Ravinder,** ao **Dr. Ayush Goyal** e à **Dra. Sana** pelos seus conselhos inestimáveis e pelo seu apoio e orientação oportunos.

Expresso a minha especial gratidão ao nosso querido fundador, Subharti Group of Institutions, **Dr. Mukti Madam** e **Dr. Atul Krishna Sir**. O meu reconhecimento e gratidão ao **Dr. Nikhil Srivastava**, Diretor do Subharti Dental College, Meerut, por me ter dado a oportunidade de realizar esta dissertação nesta prestigiada instituição.

I wish to express my deep gratitude to all my seniors **Dr. Preeti, Dr.Sneha, Dr.Gauravi, Dr. Pulkit, Dr.Digvijay, Dr.Sonam, Dr.Apoorva, Dr. Deepika, Dr. Archana, Dr. Vishikha, Dr.priyanka,** as juniores **Dr.Harleen, Dr.Aishwarya, Dr.Esha, Dr.Shalini, Dr.Anam, Dr.Nahid** e os meus colegas de grupo **Dr.Arvind, Dr.Siddharth, Dr.Bhawna, Dr.Janvi, Dr.Naina** .

Gostaria de transmitir os meus sinceros cumprimentos ao meu pai, **Sr. Sandeep Gupta,** à minha mãe, **Sra. Babita Gupta,** ao meu **avô** e a toda a minha família, cujas bênçãos sempre me ajudaram. A sua orientação e poder de determinação iluminaram sempre os meus pensamentos e acções. A sua convicção de nunca dizer "não" tem sido o meu lema. Estou-lhes eternamente grato.

Gostaria de expressar o meu profundo apreço pelo meu irmão **Dr. Rishabh** e pela minha irmã **Sonali**, bem como por todos os meus primos, pelo seu incentivo e apoio, que sempre foram uma fonte de alegria para mim.

Dr. Nupur Gupta

ÍNDICE DE CONTEÚDOS

3D	:	3 Dimensional
NiTi	:	Nickel titanium
K-file	:	Kerr file
no	:	Number
mm	:	Millimetre
°	:	Degree
ISO	:	International Standardized Organization
M-wire	:	Martensite wire
AF	:	Apical foramen
AC	:	Apical constriction
CDJ	:	Cementodentinal junction
CDC	:	Cementodentinal constriction
Max IWW	:	Maximum initial working width
Min IWW	:	Minimum initial working width
EDTA	:	Ethylene diamine tetraacetic acid
GT	:	Greater taper
NaOCl	:	Sodium hypochlorite

INTRODUÇÃO

O objetivo de um tratamento endodôntico é prevenir ou curar lesões de origem endodôntica[1] . Para atingir este objetivo, o sistema de canais radiculares deve ser preenchido e selado tridimensionalmente (3D). Para a obturação 3D, o sistema de canais radiculares tem de ser moldado e limpo com sucesso.[1] Para atingir este objetivo, tem de se conseguir uma preparação contínua em forma de funil afunilado que flua com a forma do canal original desde o acesso coronal até ao ápice.[2] O requisito principal e um dos mais importantes para conseguir uma moldagem previsível é o estabelecimento de uma trajetória de deslizamento.

Esta trajetória de deslizamento serve como ponto de partida para a preparação radicular, sem a qual a limpeza e a moldagem adequadas se tornam imprevisíveis ou impossíveis. Isto deve-se ao facto de o percurso de deslizamento atuar como um guia para a instrumentação endodôntica subsequente. O trajeto de deslizamento deve ser descoberto se já estiver presente na anatomia endodôntica ou preparado se não estiver presente.[3]

Os objectivos mecânicos e biológicos do Schilder visam a limpeza e a modelação completas dos sistemas de canais radiculares, ao mesmo tempo que desenvolvem uma forma óptima necessária para a colocação previsível do medicamento intracanal ou do material de obturação.[2]

Estes objectivos só podem ser alcançados com a execução de um protocolo definido para a preparação do canal. A preservação da dentina, a remoção completa da polpa, a prevenção de erros iatrogénicos e a manutenção da posição do forame apical são aspectos importantes a considerar durante a moldagem e a limpeza.[2]

O percurso de deslizamento parece proporcionar uma passagem eficiente para uma instrumentação eficiente e uma irrigação eficaz no cumprimento dos objectivos acima mencionados.

Nos últimos 20 anos, assistiu-se a mudanças mais significativas na arte e na ciência da endodontia do que nos 100 anos anteriores. Esta aceleração na taxa de alterações deve-se ao facto de todos os clínicos na área da medicina dentária necessitarem de uma fonte fiável de orientação durante a realização de vários tratamentos. As descobertas e os avanços na tecnologia, nos instrumentos e nos materiais endodônticos permitem que os profissionais alcancem resultados de tratamento que anteriormente eram considerados inatingíveis.

As limas manuais de aço inoxidável mais utilizadas em endodontia foram desenvolvidas pela Kerr Company em 1915.

Embora os ficheiros mais recentemente desenvolvidos para a preparação de trajectórias de deslizamento tenham sido desenvolvidos em

> **PathFiles (Dentsply/Maillefer)** - 2009

> **X-PLORER™ Canal Navigation NiTi Files (Clinician's Choice Dental Products Inc., New Milford, EUA)** - 2010

> **G-Files (Micro-mega)** - 2011

Nos últimos 5 anos, foi introduzida uma variedade de ficheiros de trajetória de deslizamento dedicados, que incluem o **ProGlider (Densply/Maillefer), One-G (Micro-Mega, Besancon, França), EndoWave Mechanical Glide Path (MGP) (J Morita, Califórnia, EUA)**

REVISÃO DA LITERATURA

Berutti E *et al* (2004)[4] avaliaram a influência do pré-alargamento manual e do binário na taxa de insucesso dos instrumentos ProTaper rotativos de níquel-titânio. Concluiu-se que a pré-flaqueação manual e o binário elevado criaram uma trajetória de deslizamento para a ponta do instrumento e são determinantes na redução da taxa de insucesso das limas rotativas de níquel-titânio.

Patino PV *et al* (2005)[5] avaliaram a taxa de fratura dos instrumentos rotatórios de Ni-Ti quando se segue um percurso de deslizamento manual e se utilizam limas manuais de aço inoxidável antes de se proceder à instrumentação por meio de limas rotatórias e para comparar os resultados deste estudo com os obtidos em duas análises anteriores, nas quais a técnica de percurso de deslizamento não foi utilizada. Concluiu-se que a baixa taxa de fratura dos instrumentos rotatórios de Ni-Ti se deve, em grande parte, à utilização de limas manuais para preparar um percurso de deslizamento suficientemente largo e de paredes lisas no 1/3 apical do canal, antes de introduzir as limas rotatórias no comprimento de trabalho, e que a taxa de fratura obtida no presente estudo é significativamente inferior à das investigações anteriores em que o percurso de deslizamento não foi preparado.

Berutti E *et al* (2009)[6] avaliaram a manutenção da anatomia do canal e a incidência de aberrações do canal (zíper apical e cotovelos) ao comparar os resultados da pré-expansão manual (K-files) e mecânica (PathFile). O impacto da experiência do clínico nos resultados acima referidos também foi avaliado. Concluiu-se que as NiTi Rotary PathFiles parecem ser instrumentos adequados para a criação segura e fácil do trajeto de deslizamento antes da utilização da moldagem do canal com NiTi Rotary. As PathFiles demonstram uma melhor manutenção da anatomia original do canal, com menos modificações da curvatura do canal e menos aberrações do canal, em comparação com a pré-expansão manual efectuada com limas K de aço inoxidável. O desempenho do clínico inexperiente proporcionou um resultado semelhante ao do perito que utilizou a PathFile para o pré-blaqueamento mecânico.

Torres DU *et al* (2009)[7] avaliaram a eficácia de uma trajetória de deslizamento manual na preparação de canais radiculares curvos utilizando o sistema rotativo Mtwo. Concluiu-se que não existem diferenças significativas para a alteração do ângulo de curvatura, para o transporte apical ou para o tempo de trabalho quando se comparam os grupos preparados com glide path com os grupos não preparados com glide path.

Alves VDO *et al* (2012)[8] avaliaram a ocorrência de transporte apical e aberrações no canal observadas após a instrumentação manual com limas tipo K, com a observada após a instrumentação mecanizada com instrumentos Mtwo e PathFile para criar um caminho de deslizamento em canais radiculares curvos. Concluiu-se que não foi observada a ocorrência de transporte apical ou aberração na morfologia do canal após o preparo em nenhum dos grupos experimentais. Assim, não há diferença entre os instrumentos manuais e os instrumentos rotativos PathFile ou Mtwo utilizados para criar um trajeto de deslizamento na preparação endodôntica de canais curvos.

Berutti E *et al* (2012)[9] compararam a modificação da curvatura e do eixo do canal com o novo sistema alternativo de lima única WaveOne em blocos de treino Endo, com e sem trajetória de deslizamento. Concluiu-se que a criação de uma trajetória de deslizamento prévia antes de qualquer instrumento de movimento rotativo ou recíproco de NiTi parece ser adequada para moldar o canal com segurança.

Ha JH *et al* (2012)[10] avaliaram o efeito de aparafusamento e a geração de binário como resultado da variação do tamanho da trajetória de deslizamento durante a preparação do canal radicular. Concluiu-se que o estabelecimento de uma trajetória de deslizamento maior antes da instrumentação rotativa de NiTi parece ser adequado para reduzir o efeito de aparafusamento.

Pasqualini D *et al* (2012)[11] avaliaram a incidência de dor pós-operatória após a realização de um glide path com limas Path versus limas K de aço inoxidável e avaliaram a frequência da ingestão de analgésicos no pós-operatório em ambos os grupos de pacientes. Concluiu-se que a realização de um glide path com instrumentação manual pode ter um impacto significativo na qualidade de vida individual em termos de dor pós-operatória e que a utilização de instrumentação rotativa de NiTi pode ser bastante benéfica.

Pasqualini D *et al* **(2012)**[12] avaliaram a capacidade da trajetória de deslizamento manual e mecânica para manter a anatomia original do canal radicular utilizando a técnica de micro-CT. Concluiu-se que os Pathfiles preservam a forma original do canal consideravelmente melhor do que os instrumentos manuais de aço inoxidável.

Ajuz NCC *et al* **(2013)**[13] avaliaram a incidência de desvios ao longo de canais em forma de S (dupla curvatura) após a negociação e preparação do trajeto de deslizamento com 2 instrumentos de localização de trajeto rotativos NiTi (PathFile e Scout RaCe) e limas K manuais. Concluiu-se que os instrumentos rotativos de NiTi parecem ser adequados para a preparação adequada do trajeto de deslizamento antes da instrumentação rotativa de NiTi, porque promoveram um desvio significativamente menor da anatomia original do canal quando comparados com instrumentos operados à mão e, dos 2 instrumentos rotativos de localização de trajeto, o Scout RaCe mostrou um desempenho significativamente melhor na modelação de canais com dupla curvatura.

Amario MD *et al* **(2013)**[14] avaliaram e compararam a capacidade de preparar uma trajetória de deslizamento adequada após a instrumentação mecanizada com instrumentos G-File, o sistema PathFile ou a instrumentação manual com limas tipo K e as alterações no ângulo de curvatura (em graus), a extensão do transporte apical (em milímetros) e o tempo de trabalho (em segundos) foram os parâmetros observados quando se comparou a preparação da trajetória de deslizamento. Concluiu-se que os instrumentos G-File pareciam ser o sistema mais rápido na criação de uma trajetória de deslizamento segura. Para além disso, os instrumentos rotativos G-File, o sistema PathFile e os instrumentos manuais não tiveram qualquer influência na ocorrência de transporte apical nem produziram uma alteração no ângulo de curvatura dos canais curvos.

Agostino AD *et al* **(2014)**[15] avaliaram o número de utilizações de PathFiles e ProGliders antes da fratura, tanto em dentes extraídos como em simuladores endodônticos de resina, e calcularam o tempo médio necessário para obter uma pré-expansão completa com ambas as técnicas. Concluiu-se que ambas as limas mecânicas demonstraram ser eficazes na pré-expansão e na criação do trajeto

Glide nos canais, facilitando as fases subsequentes de modelação do canal, independentemente do instrumento escolhido. Não foram encontradas diferenças significativas nos tempos de operação, uma vez que o maior número de PathFiles foi equilibrado por um avanço endodôntico mais lento com os ProGliders. E a relativa resistência à fratura já estabelecida para as PathFiles foi confirmada para os ProGliders, apesar do maior diâmetro da ponta e da conicidade progressiva.

Ha JH *et al* (2014)[16] avaliaram as alterações nos diâmetros do canal após inserções repetidas da lima G no comprimento de trabalho para a preparação do trajeto de deslizamento. Concluiu-se que a inserção repetitiva de uma lima G2 no comprimento de trabalho criou um lúmen adequado para a moldagem apical subsequente com outras limas rotativas maiores do que o tamanho ISO 20, sem transporte apical.

Gambarini G *et al* (2015)[17] avaliaram a resistência à fadiga cíclica de instrumentos rotativos de NiTi (tamanho 16, conicidade 0,02), utilizados num motor endodôntico com rotação contínua, com limas K de aço inoxidável (tamanho ISO 15), utilizadas numa peça de mão recíproca M4. Concluiu-se que as limas K de aço inoxidável utilizadas num movimento recíproco podem representar uma técnica alternativa válida para a criação de um percurso de deslizamento endodôntico mecânico.

Ha JH *et al* (2015)[18] tiveram como objetivo desenvolver um instrumento de preparação da trajetória de deslizamento de 1 tamanho universal através de engenharia inversa e procedimentos de otimização geométrica e avaliar o protótipo quanto às propriedades mecânicas. Concluiu-se que as limas uG (G universal) têm propriedades intermédias de resistência à fratura e tendência de aparafusamento entre as limas G-1 e G-2, tal como previsto pela FEA antes do fabrico do protótipo.

Kirchhoff AL *et al* (2015)[19] avaliaram a gestão do trajeto de deslizamento com sistemas rotativos de instrumento único (ProGlider) e múltiplo (Pathfiles) em canais curvos sob microtomografia computorizada. Concluiu-se que o transporte apical e o aumento de volume ocorreram durante a gestão do percurso de deslizamento com o sistema de lima única ProGlider e o sistema múltiplo Pathfiles, sem diferença entre eles; no entanto, o ProGlider alcançou um percurso de deslizamento mais rápido do que as limas Path.

Vyver PJVD *et al* (2015)[20] avaliaram os tempos de preparação de três métodos diferentes de preparação da trajetória de deslizamento utilizando limas de níquel-titânio num movimento rotativo com os obtidos com limas K manuais de aço inoxidável. Concluiu-se que o tempo de preparação da trajetória de deslizamento mais lento foi registado com limas K manuais de aço inoxidável. Os tempos de preparação do percurso de deslizamento com as limas Pathfiles e X-Plorer Canal Navigation Files foram significativamente mais rápidos em comparação com a preparação com limas manuais. O instrumento ProGlider único resultou em tempos de preparação da trajetória de deslizamento significativamente mais curtos em comparação com todos os outros métodos avaliados.

Chandrasekhar M *et al* (2016)[21] avaliaram a formação de fissuras dentinárias após a utilização do sistema ProTaper Next (PTN) com o recém-introduzido sistema de lima única rotativa ProGlider utilizado em rotação contínua e limas K de aço inoxidável utilizadas numa peça de mão recíproca para a preparação do glide path. Concluiu-se que a trajetória de deslizamento com o ProGlider mostrou uma menor incidência de formação de fissuras em comparação com as limas K de aço inoxidável recíprocas, mas sem diferença significativa entre elas.

Ha JH *et al* (2016)[22] avaliaram as quantidades de detritos extrudidos apicalmente produzidos por vários instrumentos de estabelecimento de trajectórias de deslizamento com diferentes desenhos geométricos. Concluiu-se que a criação de um glide-path utilizando limas rotativas NiTi produziu menores quantidades de extrusão de detritos em relação à lima manual de aço inoxidável. O design de conicidade progressiva do ProGlider, a secção transversal central do One G e o design de passo alternativo do ScoutRace podem ter aumentado a eficácia da remoção de detritos com extrusão mínima durante a preparação da via de deslizamento.

Uslu G *et al* (2016)[23] avaliaram as resistências à fadiga cíclica de limas de deslizamento rotativas de níquel titânio, que são fabricadas como sistemas de lima única, sob modelo dinâmico. Concluiu-se que a resistência à fadiga cíclica da ProGlider, que é fabricada como um sistema de trajetória deslizante de uma só lima, é superior à da lima One G.

DISCUSSÃO

1. DEFINIÇÃO DE TRAJECTÓRIA DE DESLIZAMENTO

De acordo com **John West**, um percurso de deslizamento é definido como um túnel radicular suave desde o orifício do canal até ao terminal radiográfico do canal radicular ou portal eletrónico de saída.[24]

A trajetória de deslizamento pode ser curta ou longa, estreita ou larga, essencialmente reta ou curva. (fig.1,2,3)

2. SIGNIFICADO DA TRAJECTÓRIA DE DESLIZAMENTO

A viagem do orifício ao ápice pode ser perigosa e a preparação adequada do canal radicular continua a ser uma das tarefas mais difíceis na terapia endodôntica.

O pré-requisito para uma mecânica de moldagem rotativa endodôntica bem sucedida é o domínio e a implementação do percurso de deslizamento endodôntico.

(a) A preparação do trajeto de deslizamento ajuda na negociação inicial dos canais radiculares.[25]

Blum *et al* (2003)[26] sugeriram que se criasse inicialmente um trajeto de deslizamento com pequenas limas manuais flexíveis de aço inoxidável para criar ou verificar se, em qualquer parte do canal radicular, existe espaço suficiente para o instrumento rotativo seguir.

(b) A preparação do percurso de deslizamento evita a fratura dos instrumentos endodônticos rotativos de níquel-titânio (NiTi), que pode ocorrer em resultado da fadiga cíclica por flexão (tensão de flexão) ou por torção (tensão de corte).[27,28]

Roland *et al* (2002)[29] demonstraram que o pré-alargamento coronal pode reduzir a incidência de fratura de instrumentos.

Peters *et al* (2003)[30] no seu estudo utilizando dentes extraídos, referiram que não ocorreram fracturas de instrumentos durante a preparação do canal quando foi desenvolvido um percurso de deslizamento adequado, mesmo quando foram utilizadas forças elevadas em canais apertados. Foi demonstrado que o fornecimento de um percurso de deslizamento eficaz também reduz a tensão de torção, de tal forma que a vida útil média de um instrumento rotativo pode ser aumentada quase seis vezes.[4]

Berutti et al (2004)[4], Patino et al (2005)[5] e Ehrhardt et al (2012)[31] afirmaram que uma trajetória de deslizamento bem estabelecida é um passo importante antes da instrumentação rotativa, o que evita o desgaste do instrumento e a sua taxa de separação.

Shen et al (2009)[32] examinaram as limas após uma única utilização clínica e verificaram que existia uma elevada incidência de distorção e separação das limas NiTi rotativas quando a sua utilização não era precedida de uma preparação da trajetória de deslizamento.

(c) A preparação do trajeto de deslizamento resulta numa menor alteração da curvatura original do canal radicular.[33]

Berutti et al (2012)[33] referiram que a preparação de um trajeto de deslizamento permitiu uma melhor manutenção da curvatura do canal com uma nova lima recíproca de NiTi.

Amario et al (2013)[14] sugeriram que a criação manual ou rotativa do percurso de deslizamento é uma forma eficaz de preservar a anatomia do canal radicular.

(d) A preparação do percurso de deslizamento ajuda a estabelecer a patência total do canal antes de iniciar a preparação mecânica.[34]

De acordo com a "Associação Americana de Endodontia" - a patência é definida como "uma técnica de preparação do canal em que a porção apical do canal é mantida livre de detritos por recapitulação com uma lima pequena através do forame apical.[35]

De acordo com Buchanan, uma lima de patência é uma pequena lima em K flexível, que é movida passivamente através da constrição apical 0,5-1 mm para além do diâmetro menor, sem a alargar.[35]

Bergmans et al (2001)[36] afirmaram que, durante a preparação do canal radicular, não deve ser utilizado nenhum instrumento rotativo onde não tenha sido colocado anteriormente um instrumento manual.

Blum *et al* (2003)[26] sugeriram que a utilização de pequenas limas manuais para confirmar a patência do canal e para assegurar espaço suficiente para os instrumentos rotativos seguirem passivamente melhoraria muito a segurança da utilização de instrumentos rotativos de NiTi.

Os dentes que necessitam de terapia endodôntica podem ter calcificações intra-canal (dentículos) que se desenvolveram ao longo do tempo, especialmente na população idosa.[34] A passagem de pequenas limas manuais até ao final do canal, para além dos cálculos pulpares e dos dentículos, permite ao clínico estabelecer a patência total do canal antes de iniciar a preparação mecânica.[34]

    (e) A preparação do percurso de deslizamento ajuda a evitar o risco de bloqueio do cone dos instrumentos rotativos de NiTi.[4]

Durante a instrumentação, quando a secção transversal do canal é mais pequena do que o tamanho da ponta não ativa ou não cortante do instrumento, esta condição resultante é o bloqueio cónico.[37] Pode ser reduzida através do alargamento coronal e da criação de uma trajetória de deslizamento para a instrumentação com instrumentos de NiTi[4] . Por conseguinte, o diâmetro do canal radicular deve ser maior ou, pelo menos, do mesmo tamanho que o da ponta do primeiro instrumento rotativo utilizado.[4]

    (f)   Uma trajetória de deslizamento corretamente estabelecida pode evitar a ocorrência de aberrações no canal radicular -

> Formação de bordos

> Bloqueio dos canais radiculares

> Transporte

> Formação do fecho de correr

> Perfuração

Berutti *et al* (2004)[4] e Patino *et al* (2005)[5] referiram que existe uma menor ocorrência de aberrações no canal quando o trajeto de deslizamento foi preparado com limas rotativas.

Berutti *et al* (2009)6 referiram que as limas de trajeto rotativas demonstram uma melhor manutenção da anatomia original do canal, com menos modificações da curvatura do canal e menos incidências de aberrações do canal, como zips apicais e cotovelos, quando comparadas com a pré-flaqueação manual realizada com limas K de aço inoxidável.

Alves *et al* (2012)8 demonstraram que o alargamento coronal e a criação prévia de trajectórias de deslizamento minimizam os erros de procedimento durante o tratamento do canal radicular.

De acordo com Berutti *et al* (2012)9, a pré-explosão tende a reduzir os erros de procedimento, como o transporte e a formação de saliências.

Pasqualini *et al* (2012)12 referiram que as limas de trajeto rotativo causam menos ablações do canal.

Cassim *et al* (2013)[38] relataram que não há ocorrência destas aberrações quando a trajetória de deslizamento foi preparada com instrumentos rotativos de NiTi.

3. INDICAÇÕES PARA A PREPARAÇÃO DE TRAJECTÓRIAS DE DESLIZAMENTO

Embora a preparação da trajetória de deslizamento seja um passo integral da limpeza e modelação durante o tratamento do canal radicular. É mais importante em casos de canais curvos, calcificados, finos e canais obturados.

Os dentes com canais rectos e largos não requerem especificamente a preparação da trajetória de deslize, mas esta decisão em certos dentes deve ser tomada com base na exploração radiográfica e clínica e não no tipo de dente em si. Isto significa que certos dentes, como os anterios maxilares jovens, devem ser sempre avaliados radiográfica e clinicamente quanto à necessidade de preparação da trajetória de deslize. Assim, o Glide path deve ser descoberto se já estiver presente na anatomia endodôntica ou preparado se não estiver presente.

4. ETAPAS ENVOLVIDAS NA PREPARAÇÃO DE TRAJECTÓRIAS DE DESCIDA

(A) Escavação e patência do canal radicular com limas K de 6, 8 e 10.

(a) West (2006) recomenda a utilização de limas K de aço inoxidável mais pequenas num movimento vertical para dentro e para fora com uma amplitude inicial de 1 mm, aumentando gradualmente à medida que a parede de dentina se desgasta e a lima avança apicalmente.[24]

(b) Os instrumentos mais curtos proporcionam uma maior rigidez e permitem que os dedos do médico sejam colocados mais perto da ponta do instrumento, o que resulta numa maior sensação tátil e, por conseguinte, ajuda a proporcionar um maior controlo sobre o instrumento.

(c) É importante ter em conta que os canais radiculares são frequentemente mais curvos do que as raízes que os contêm. Assim, uma lima pequena (como uma n.º 10) com uma curva distinta na ponta nos 2 a 3 mm apicais deve ser utilizada inicialmente para explorar o canal até ao forame apical[24] Sempre que se encontrar resistência à negociação, a lima deve ser ligeiramente retraída, rodada, retirada, limpa e depois avançada novamente, com a ponta pré-curvada virada numa direção diferente.[24] (fig. 4)

(d) Em canais muito estreitos, recomenda-se um movimento de "corda de relógio" para remover a dentina restritiva, bem como para criar um "envelope de movimento".[24]

(B) Preparação da trajetória de deslizamento manualmente com K-files -

(a) Berutti *et al* (2004)[4] defendem que o diâmetro do canal após a preparação do trajeto de deslizamento deve ser, pelo menos, um tamanho maior do que a ponta da primeira lima rotativa utilizada para preparar o canal.

(b) West recomendou que, quando a trajetória de deslizamento for preparada manualmente, o canal tenha uma preparação mínima de uma lima K de tamanho 10 "super solta".[24]

(c) Roane *et al* (2011)[39] salientaram que, se for necessária uma preparação do trajeto de deslizamento superior à lima K de tamanho 10, é aconselhável utilizar o movimento de "força equilibrada" com a lima K de tamanho 15 e superior para reduzir o risco de formação de saliências.

(d) Para confirmar a existência de uma trajetória de deslizamento, uma lima K de tamanho 15 ou 20 deve deslizar facilmente até ao comprimento de trabalho. A lima é retirada 1 mm sem rotação e deve deslizar até ao comprimento de trabalho. Em seguida, a lima é retirada 2 mm sem rotação e deve deslizar até ao comprimento de trabalho. Quando a lima pode ser retirada 3 mm a 5 mm e desliza até ao comprimento de trabalho sem necessidade de rotação, confirma-se a existência de uma trajetória de deslizamento.

(C) Ampliação do percurso de deslizamento com limas NiTi rotativas -

(a) Após a confirmação do trajeto de deslizamento com limas manuais de aço inoxidável, a lima de trajeto rotativa de NiTi é introduzida no canal radicular num movimento delicado de entrada e saída até ser atingido o comprimento de trabalho. O instrumento é então removido do canal. É importante notar que as limas path não devem ser mantidas a rodar numa posição estacionária no canal radicular, especialmente em canais radiculares severamente curvos, devido ao aumento da fadiga do metal no instrumento.

(b) Recomenda-se a irrigação após cada instrumentação para remover os detritos deslocados do canal radicular. Em canais que demonstram curvas acentuadas no terço apical do sistema de canais radiculares, o autor também recomenda a recapitulação manual com a lima K de tamanho 10 para garantir a patência completa do canal radicular. Após este alargamento do trajeto de deslizamento, o canal radicular pode ser preparado com a lima de NiTi rotativa escolhida.

5. PREPARAÇÃO MANUAL DA TRAJECTÓRIA DE DESLIZAMENTO VS MECÂNICA PREPARAÇÃO DA TRAJECTÓRIA DE DESLIZAMENTO

O percurso de deslizamento pode ser preparado manualmente com limas manuais, ou pode ser criado um percurso de deslizamento mecânico com limas rotativas.

(A) PREPARAÇÃO MANUAL DA TRAJECTÓRIA DE DESLIZAMENTO

A preparação manual da trajetória de deslizamento é feita através da pré-expansão ou da préampliação dos canais radiculares.

Tradicionalmente, as trajectórias de pré-alargamento e de deslizamento são alcançadas com instrumentos manuais de aço inoxidável, limas k #10, #15 e #20, que foram utilizadas sequencialmente.

Na prática moderna, a preparação manual do trajeto de deslizamento é feita com uma lima k #10 até ao superafrouxamento desta lima no canal.

(a) Vantagens da utilização de limas de aço inoxidável para preparar um percurso de deslizamento[38] :

- As limas K têm uma excelente sensação tátil

- Baixo potencial de separação de ficheiros

- Quando uma lima K de tamanho pequeno é removida do canal, a lima tem frequentemente uma impressão do canal, orientando assim o operador para as curvaturas presentes no canal.

- A rigidez das limas de aço manuais, em comparação com as limas de NiTi, ajuda a ultrapassar bloqueios e calcificações.

(b) Desvantagens da utilização de limas de aço inoxidável para a preparação do trajeto de deslizamento[38] :

- Longo tempo de funcionamento[20]

- Fadiga do operador

- Utilização de um número excessivo de instrumentos

- Formação de saliências e transporte apical em caso de utilização incorrecta[6]

- Maior alteração da anatomia original do canal[6]

(B)   PREPARAÇÃO MECÂNICA DA TRAJECTÓRIA DE DESLIZAMENTO

A preparação mecânica do percurso de deslizamento é efectuada com instrumentos rotativos/reciprocantes de NiTi.

Na preparação mecânica, a trajetória de deslizamento é alargada com a ajuda de limas rotativas que foram pré-lavadas até uma lima #10 K super solta na preparação manual.

Após o alargamento do trajeto de deslizamento mecânico, as limas rotativas podem ser facilmente introduzidas no canal para uma preparação biomecânica adicional.

(a) Vantagens da utilização de instrumentos rotativos de NiTi para a preparação de trajectórias de deslizamento:

A preparação mecânica da trajetória de deslizamento é vantajosa sobretudo quando a exploração e a negociação iniciais foram feitas com instrumentos manuais.

As vantagens são:

- Tempo de funcionamento reduzido[20]

- Redução das aberrações do canal (saliências, zips e transporte apical)[6,12]

- Melhor manutenção da anatomia original[6,12]

- Menor fadiga do operador

- Menos fadiga das mãos

- Redução da extrusão apical de detritos[22]

- Redução da dor pós-operatória[11]

(b) Desvantagens da utilização de instrumentos rotativos de NiTi para a preparação de trajectórias de deslizamento:

- Custo adicional

- Aumento do risco de fratura da lima

- Diminuição da sensação tátil

6. MOVIMENTOS DE PREPARAÇÃO DE TRAJECTÓRIAS DE DESLIZAMENTO

(A) Preparação do percurso de deslizamento utilizando o movimento de enrolamento do relógio[24]

West e Roane descrevem o movimento de "dar corda ao relógio" como uma oscilação para a frente e para trás de uma lima (30 a 60 graus) no sentido dos ponteiros do relógio e no sentido contrário ao dos ponteiros do relógio, à medida que o instrumento é empurrado para baixo no canal. Trata-se de uma progressão definitiva do instrumento para dentro, num movimento de limagem. Ocorre um "envelope de movimento" quando uma lima pré-curvada é avançada para dentro do canal até à resistência máxima e, em seguida, a lima é removida enquanto é simultaneamente rodada no sentido dos ponteiros do relógio.[2] Schilder (1974) sublinhou a necessidade de utilizar instrumentos manuais pré-curvados.[2] O "envelope de movimento" criado pela rotação da lima curva, à medida que é retirada do canal, descreve as paredes laterais do canal em pontos de contacto aleatórios, alargando gradualmente e evoluindo a forma do canal radicular para permitir que limas maiores sigam.[2] Tanto Schilder como West salientam a importância de seguir o canal em vez de forçar a lima apicalmente através de quaisquer obstruções.[24]

(B) Preparação do percurso de deslizamento com movimento alternativo

Em vez de um movimento rotativo contínuo, é utilizado um movimento alternativo para a frente e para trás para permitir a progressão da lima dentro do canal, minimizando o risco de fratura do instrumento devido à fadiga cíclica. Este sistema requer um motor alternativo dedicado para produzir um movimento no sentido contrário ao dos ponteiros do relógio, que permite que o instrumento se encaixe na dentina, e um movimento mais curto no sentido dos ponteiros do relógio para libertar a lima da parede da dentina, permitindo assim que avance em direção ao ápice. Assim, o instrumento alternativo atinge o comprimento de trabalho na maioria dos casos, sem qualquer preparação prévia.

Kinsey e Mounce descreveram uma técnica que utiliza uma peça de mão recíproca ligada a uma lima K de tamanho pequeno para a preparação da trajetória de deslizamento.[40,41]

Esta técnica envolve a utilização de limas K de tamanho pequeno montadas numa peça de mão recíproca na preparação do percurso de deslizamento. Utiliza-se uma lima K de tamanho pequeno para percorrer o canal até ao comprimento com a mão antes de ser fixada a uma peça de mão recíproca. A peça de mão é então movida verticalmente para cima e para baixo, com uma amplitude de 1 mm a 3 mm e rajadas de reciprocidade durante aproximadamente 15 a 30 segundos em cada canal radicular. As limas K de tamanho maior (06 a 10) são inseridas sequencialmente até um pouco além da constrição apical para reduzir o risco de bloqueio. Devido à relativa rigidez da lima, Van der Vyver[20] recomenda a colocação de uma lima K de tamanho 20 1 mm antes do ápice durante este método de preparação do trajeto de deslizamento para evitar o transporte apical.[20] A peça de mão recíproca M4 (SybronEndo) e a peça de mão recíproca Endo-Express (Essential Dental Systems, NJ, EUA) têm um arco de reciprocidade de 30 graus de ângulo igual (cinco minutos num mostrador de relógio). A peça de mão reciprocante NSK Ti-Max Ti35L 10:1 (NSK, Nakanishi, Japão) tem um ângulo de reciprocidade de 90 graus ou 15 minutos num mostrador de relógio. (fig. 5)

(a) **As vantagens da utilização de uma lima K em aço inoxidável numa peça de mão recíproca para a preparação do percurso de deslizamento são**

- Tempo de preparação reduzido

- Redução da fadiga do operador

- Redução da fadiga da mão, especialmente em canais com curvas multiplanares

- Risco reduzido de separação de instrumentos em comparação com os métodos rotativos de NiTi.[41]

(b) **As desvantagens são:**

- A necessidade de uma peça de mão dedicada

- Risco de transporte apical com limas maiores do que uma lima de 15 K[41,20]

- Risco de remoção de dentina em excesso devido ao facto de o médico trabalhar o canal mais tempo do que o necessário.[42]

- Risco de extrusão apical de detritos se a peça de mão for inserida apicalmente com força[41]

- Diminuição da sensação tátil.

7. INSTRUMENTOS PARA A PREPARAÇÃO DE TRAJECTÓRIAS DE DESLIZAMENTO

A instrumentação do percurso de deslizamento pode ser efectuada por instrumentos **manuais** e **mecânicos.**

Instrumentos utilizados na preparação do Glide Path-

(A) Manual

- K -Arquivos

- C + ficheiros

- C - Ficheiros piloto

- Ficheiros C

- Ficheiros Hi-5

- Desbravadores TM CS

- DesbravadoresTM

- Senseus Profinders

- K-Finders

- S-Finders

- D-Finders

(B) Mecânica

- Proglider

- Ficheiros de caminho

- HyFlex GPF

- Ficheiros G

- EndoWave

- Um G

- Ficheiros Scout-RaCe

- X-Plorer

- Ficheiros-V

- Pré-formadores

- Safesiders

Alguns dos ficheiros mais utilizados para a preparação da trajetória de deslizamento

fa) Limas K em aço inoxidável

> Instrumento cónico a 2%

> Secção transversal quadrada

> O fio de aço inoxidável é torcido para obter a forma da lima

> Comprimento-21mm, 25mm,31mm (fig. 6)

(b) Ficheiros C+ (Densply/Maillefer)

> Instrumento cónico a 2%

> Secção transversal quadrada

> Tamanho da ponta ISO - 0,06, 0,08, 0,10, 0,15

> Comprimento - 21mm, 25mm (fig.7)

(c) Senseus Profinders (Densply/Maillefer)

> Tamanho da ponta ISO - 0,10, 0,13, 0,17

> Secção transversal quadrada

> Comprimento - 18 mm, 21 mm, 25 mm (fig. 8)

(d) PathFiles (Dentsply/Maillefer)

> Instrumento cónico a 2%

> Secção transversal quadrada

> PathFile No.1 (roxo) -ISO Tipsize- 0.13

> PathFile No.2 (branco) -ISO Tipsize- 0.16

> PathFile No.3 (amarelo) - Ponta ISOtamanho- 0.19

> Comprimento-21mm, 25mm, 31mm

> Ponta não cortante

> Ângulo da ponta - 50° (fig. 9)

(e) X-PLORER™ Canal Navigation NiTi Files (Clinician's Choice Dental Products Inc., New Milford, EUA)

> Primeira lima X-PLORER - Tamanho da ponta ISO - 0,15, conicidade de 1% e secção transversal triangular

> Segunda lima X-PLORER - Tamanho da ponta ISO - 0,20, conicidade de 1% e secção transversal quadrada

> Terceira lima X-PLORER - Tamanho da ponta ISO - 0,20, conicidade de 2% e secção transversal quadrada

> Comprimento - 21mm, 25mm

> Ponta não cortante

> Ângulo da ponta - 75° (fig. 10)

(f)   G-Files (Micro-Mega, Besancon, França)

> Primeira lima - Tamanho da ponta ISO-0.12, 3% de conicidade

> Segunda lima - Tamanho da ponta ISO - 0,17, 3% de conicidade

> Ponta não cortante

> A secção transversal da lima tem lâminas em três raios diferentes

> Comprimento - 21mm, 25mm e 29mm (fig. 11)

(g)   Trajetória de deslizamento mecânico (MGP) EndoWave (J Morita, Califórnia, EUA)

> Lima n.º 1 (roxa) - Tamanho da ponta ISO - 0,10, 2% de conicidade

> Lima n.º 2 (branca) - Tamanho da ponta ISO - 0,15, 2% de conicidade

> Lima n.º 3 (amarela) - Tamanho da ponta ISO - 0,20, 2% de conicidade (fig. 12)

(h)   Ficheiros Scout-RaCe (FKG Dentaire, La Chaux-de-Fonds, Suíça)

> 2% de instrumentos cónicos

> Secção transversal triangular

> Fileno   .   1-ISOtip   tamanho   -0.10

> Fileno   .   2-ISOtip   tamanho   -0.15

> Fileno   .   3-ISOtip   size   -0.20

> Design de corte de rácio   (arestas de corte alternadas)

> Ponta não cortante (fig. 13)

LIMAS DE DESLIZAMENTO ROTATIVO SIMPLES

(a) One-G (Micro-Mega, Besancon, França)

> Tamanho da ponta ISO-0,14

> 3% de conicidade constante (fig. 14)

(a) ProGlider (Densply/Maillefer)

> Tamanho da ponta ISO-0,16

> Cone-2%-8%

> Fabricado com tecnologia de fio M (fig. 15)

Agoisto *et al* (2014)[15] relataram que tanto as limas ProGlider como as limas Path demonstraram ser eficazes na criação de pré-destruição e de trajeto de deslizamento nos canais, facilitando as fases subsequentes de moldagem do canal, independentemente do instrumento escolhido, mas não foram encontradas diferenças significativas nos tempos de operação, uma vez que o maior número de limas Path foi compensado por um avanço endodôntico mais lento com as ProGliders.

Ajus *et al* (2013)[13] relataram que os instrumentos rotativos de NiTi (Path Files, Scout Race) parecem ser adequados para a preparação adequada do trajeto de deslizamento antes da instrumentação rotativa de NiTi, porque promoveram um desvio significativamente menor da anatomia original do canal quando comparados com os instrumentos operados manualmente e o Scout RaCe mostrou um desempenho significativamente melhor na modelação de canais com curvatura dupla.

Cassim I *et al* (2014)[38] referiu que os sistemas rotativos de Ni-Ti (Path Files e X-Plorer files) tiveram um melhor desempenho do que as limas K de aço inoxidável na peça de mão recíproca que, por sua vez, tiveram um melhor desempenho do que as limas K de aço inoxidável utilizadas à mão no que diz respeito à alteração percentual da curvatura do canal e à ocorrência de aberrações durante a preparação do percurso de deslizamento.

Uslu G *et al* (2016)23 referiram que a resistência à fadiga cíclica do ProGlider, que é fabricado como um sistema de trajetória de deslizamento de uma única lima, é superior à da lima One G.

Topcuoqlu HS *et al* (2017)[43] referiram que as limas ProGlider apresentavam uma maior resistência à fadiga cíclica do que as limas Path File e ScoutRaCe na curvatura apical de um canal artificial em forma de S.

8. PROBLEMAS ASSOCIADOS À PREPARAÇÃO DE TRAJECTÓRIAS DE DESLIZAMENTO

(A)   A falta de estabelecimento de um trajeto de deslizamento e o alargamento do trajeto de deslizamento são frequentemente a causa da formação de saliências, transporte, obstrução dos canais radiculares seguida de obturação aquém da constrição apical. (fig. 16,17,18a,18b)

Foi referido que as limas de deslizamento rotativas NiTi não produzem transporte apical, mesmo quando as limas atingem repetidamente o terminal apical do comprimento de trabalho até 10 vezes.[10]

Além disso, Berutti *et al* (2009)[6] e Kwak *et al* (2014)[44] relataram que a preparação de glidepath utilizando instrumentos rotativos é menos sensível à experiência do clínico; em condições experimentais, um clínico inexperiente utilizando limas de glide-path rotativas NiTi produziu uma preparação mais conservadora do que um endodontista experiente que utilizou limas manuais de aço inoxidável.

A preparação do trajeto de deslizamento utilizando instrumentos rotativos com uma técnica de coroa para baixo permite uma remoção precoce do tecido pulpar e dos detritos do canal radicular e a manutenção do comprimento de trabalho e da patência, permite um maior fluxo de soluções de irrigação para o canal radicular apical e também reduz a fadiga das mãos dos clínicos e poupa o seu tempo de cadeira.

(B) A falta de preparação do percurso de deslizamento pode causar extrusão apical de detritos e dor pós-operatória.

Os detritos extrudidos contêm microorganismos, partículas de dentina ou restos de tecido pulpar necrótico, que podem desencadear uma reação inflamatória na região periapical e subsequente dor e inchaço pós-operatórios.[45]

A dor e o inchaço pós-operatórios estão principalmente associados aos procedimentos de preparação e envolvem a resposta imunitária do hospedeiro contra detritos extrudidos contendo microrganismos, sobre-instrumentação ou material obturador. Durante a preparação e irrigação do canal radicular, o conteúdo intra-canal é forçado a extrudir sob a forma de detritos, tais como partículas de dentina, restos de tecido pulpar necrótico ou microrganismos, que podem desencadear reacções inflamatórias na região periapical.[45]

Topcuoglu HS *et al* (2015)[46] afirmaram que, ao estabelecer um percurso de deslizamento antes da preparação do canal radicular, a extrusão de detritos pode ser diminuída e a dor pós-operatória reduzida.

Também há estudos que afirmam que há menos dor pós-operatória e menor extrusão apical de detritos utilizando limas de deslizamento rotativas em comparação com limas manuais de aço inoxidável.

Ha JH *et al* (2014)[16] referiram que as limas rotativas de trajetória deslizante produziram quantidades inferiores de extrusão de detritos em relação à lima manual de aço inoxidável e aumentaram a eficiência da remoção de detritos com extrusão mínima durante a preparação da trajetória deslizante.[R]

Pasqualini *et al* (2012)[11] referiram que as limas de deslizamento rotativas de NiTi induziram menos dor pós-operatória do que as limas manuais de aço inoxidável.

INTRODUÇÃO

Tradicionalmente, ao efectuarmos o tratamento dos canais radiculares, temos tendência a preocupar-nos mais com a calibração do comprimento de trabalho, a sua manutenção e a preparação biomecânica nesse comprimento durante a moldagem e limpeza dos canais radiculares.

Na prática moderna, durante a moldagem dos sistemas de canais radiculares, a remoção circunferencial/preferencial da dentina radicular é feita seletivamente em diferentes níveis dos canais radiculares. O alargamento do canal na sua parte mais apical é o passo mais sensível e crucial da preparação biomecânica. A calibração da largura de trabalho ou largura apical é mais difícil do que o comprimento de trabalho, porque as dimensões horizontais variam muito em cada nível vertical do canal. Esta medição torna-se mais difícil devido à grande variação na forma, geometria e anatomia dos canais radiculares na região apical.[47]

A preparação dos canais na sua extensão mais apical requer um conhecimento prévio da anatomia e geometria do canal e uma compreensão profunda das propriedades biológicas e mecânicas da preparação do canal.[47]

Escusado será dizer que, como profissionais, devemos esforçar-nos por obter a maior taxa de sucesso possível na terapia de canal radicular, para a qual a determinação da largura apical é um dos passos essenciais.

HISTÓRIA

A compreensão da complexidade do sistema de canais radiculares e o objetivo de proporcionar um tratamento endodôntico bem sucedido levou ao desenvolvimento de novas técnicas, instrumentos e materiais. Estes desenvolvimentos recentes aumentaram consideravelmente a capacidade do clínico para atingir os objectivos biológicos do tratamento do canal radicular. Para atingir estes objectivos, é imperativo determinar com precisão o comprimento de trabalho endodôntico e a largura de trabalho de cada canal radicular.

O termo largura de trabalho foi cunhado pela primeira vez pelo Dr. Yi Ti Jou para descrever o diâmetro do canal que correspondia ao tamanho da ponta do instrumento final utilizado até ao comprimento de trabalho.

Alguns dos conceitos clássicos sobre os quais assentam os fundamentos da preparação dos canais radiculares foram introduzidos em

> **ESTUDO DE KUTLER SOBRE FORAMINA APICAL** - 1955

> **OBJECTIVOS DE MODELAÇÃO DA SCHILDER** - 1974
> **E LIMPEZA DO SISTEMA DE CANAIS RADICULARES**

> **CONCEITO DE FORAMINAL DE WEINE** -1975
> **ALARGAMENTO**

> **CONCEITO DE FORAMINAL DE WALTONS** - 1976
> **ALARGAMENTO**

> **CONCEITO DE FORAMINAL DE GROSSMAN** -1988
> **ALARGAMENTO**

> **DIMENSÕES DO TRABALHO DE TRONSTAD** - 1991
> **LARGURA DE TODOS OS DENTES**

REVISÃO DA LITERATURA

Burch JG *et al* **(1972)**[48] avaliaram a incidência, magnitude e direção do desvio do forame apical maior em relação ao ápice anatômico de cada raiz de cada classe de dente. Concluiu-se que uma média de 92,4% dos forames maiores de todas as classes de dentes abertos estavam aquém do ápice anatômico. A distância média entre o forame e o ápice anatómico da raiz foi de 0,59 mm.

Lambrianidis T *et al* **(2001)**[49] avaliaram o papel da constrição apical e do forame e o uso de uma lima de patência na extrusão apical de hipoclorito de sódio (NaOCl) e detritos. Concluiu-se que nos casos em que a quantidade de NaOCl e detritos extruídos era substancialmente maior do que o valor médio poderia ser de interesse clínico, pois poderia representar as situações em que um paciente apresenta sintomas agudos.

Card SJ *et al* **(2002)**[50] avaliaram se a instrumentação dos canais com tamanhos maiores do que os normalmente utilizados removeria mais eficazmente as bactérias cultiváveis do canal. Concluiu-se que uma elevada percentagem de canais radiculares infectados de cúspides mandibulares, bicúspides e raízes mesiais de molares deixará de albergar bactérias cultiváveis quando instrumentados com os tamanhos utilizados neste estudo e que, em muitos dentes, este regime pode substituir o tratamento através de um procedimento de duas fases utilizando um penso intracanal.

Tan BT *et al* **(2002)**[51] avaliaram a qualidade do alargamento apical dos canais mesiovestibulares de molares inferiores utilizando limas manuais convencionais de aço inoxidável (limas K) e instrumentos rotativos de níquel-titânio (Ni-Ti) (LightSpeed). Concluiu-se que um maior alargamento apical utilizando instrumentos rotativos LightSpeed é benéfico como uma tentativa de desbridar mais a região do terço apical em canais mesiovestibulares de molares inferiores.

Usmam N *et al* **(2004)**[52] avaliaram a eficácia do desbridamento do canal radicular nos 3 mm apicais quando se instrumenta com um Greater Taper (GT) tamanho 20 ou um Greater Taper tamanho 40 no comprimento de trabalho. Concluiu-se que não foram encontradas diferenças entre cada nível dentro de cada grupo de tamanho do ápice, mas o grupo GT tamanho 20 deixou significativamente mais detritos no terço apical em comparação com o grupo GT tamanho 40.

Falk FW, Sedgley CM (2005)[53] avaliaram a influência do tamanho da preparação na eficácia mecânica da irrigação do canal radicular. Concluiu-se que a eficácia da irrigação é significativamente reduzida em canais preparados até ao tamanho 36 em comparação com o tamanho 60, mas sem qualquer vantagem proporcionada pelo alargamento adicional até ao tamanho 77.

Bartha T *et al* (2006)[54] avaliaram as técnicas de preparação realizadas em condições clínicas simuladas com alargamento apical alargado após a determinação do tamanho ideal da preparação apical. Concluiu-se que o tamanho da preparação apical resulta frequentemente numa preparação apical quase completa, independentemente das técnicas de preparação.

Mickel KA *et al* (2007)[55] avaliaram os métodos de determinação do tamanho apical inicial e, em segundo lugar, avaliaram o tamanho da lima apical principal de acordo com o tamanho apical inicial e o seu efeito na carga bacteriana intracanal. Concluiu-se que um método de dimensionamento apical adequado pode ajudar o operador a evitar o alargamento desnecessário do ápice, ao mesmo tempo que reduz previsivelmente os detritos intracanais.

Paque F *et al* (2009)[56] avaliaram o ajuste da primeira lima K no comprimento de trabalho após um procedimento de canal crown down. Concluiu-se que a lima apical inicial, que se fixa na área apical, tem um ajuste fraco porque a sua forma não corresponde à anatomia do canal do molar superior.

Brunson M *et al* (2010)[57] avaliaram o efeito que o tamanho do preparo apical e a conicidade do preparo têm sobre o volume de irrigante fornecido ao comprimento de trabalho de um preparo do canal radicular, utilizando a técnica de irrigação por pressão negativa. Concluiu-se que um aumento no tamanho e na conicidade da preparação apical resultou num aumento estatisticamente significativo do volume de irrigante.

Saini HR *et al* (2012)[58] avaliaram o efeito de diferentes tamanhos de preparação apical no resultado do tratamento endodôntico primário. Concluiu-se que o alargamento do canal para 3 tamanhos maiores do que a primeira lima de ligação apical é adequado, e o alargamento adicional não proporciona qualquer benefício adicional durante o tratamento endodôntico.

Aminoshariae A, Kulild JC (2015)[59] avaliaram se o aumento apical afectava o resultado da cicatrização em pacientes submetidos a tratamento do canal radicular. Concluiu-se que, para pacientes com polpas necróticas e lesões periapicais, o aumento do tamanho apical resultaria num maior resultado de cicatrização em termos de avaliações clínicas e radiográficas.

Ramachandran A (2015)[60] avaliou a influência da pré-expansão cervical utilizando diferentes instrumentos rotativos, como as brocas Gates Glidden, as brocas Line angle Axxess e os instrumentos da série Quantec flare, na determinação da largura do diâmetro apical do canal em incisivos e molares. Concluiu-se que os canais preflaireados com as brocas Line angle Axxess apresentaram os valores mais baixos de discrepância entre o tamanho da lima e o diâmetro anatómico, provando assim o seu papel como adjuvante nos procedimentos de preparação dos canais radiculares.

Swapna DB *et al* (2015)[61] avaliaram a exatidão do localizador apical Root ZX e do Raypex 5 na deteção do diâmetro menor em dentes permanentes humanos de raiz única. Concluiu-se que o Raypex 5 foi tão eficaz quanto o Root ZX na determinação do diâmetro menor.

Silva JM *et al* (2016)[62] avaliaram a influência do comprimento de trabalho e do alargamento foraminal na capacidade de selamento e na anatomia da região apical da raiz. Concluiu-se que o alargamento do forame resultou em maior desvio apical, no entanto, não foram observadas diferenças na microinfiltração bacteriana entre os grupos experimentais.

DISCUSSÃO

1. ANATOMIA DO TERÇO APICAL DO SISTEMA DE CANAIS RADICULARES

A anatomia é a base da arte e da ciência da cura. A parte terminal do canal radicular é a principal preocupação no tratamento e obturação do canal radicular. Há muito que está estabelecido que uma raiz com um canal afunilado e um único forame é uma exceção e não a regra. Os investigadores demonstraram a existência de múltiplos forames, canais adicionais, barbatanas, deltas, ligações intercanais, alças, canais em forma de C e canais acessórios em diferentes dentes e a diferentes níveis. (fig. 19)

Consequentemente, o profissional deve tratar cada dente e cada canal assumindo e esperando que a anatomia complexa seja uma caraterística regular mais frequentemente do que uma variação.

O conceito clássico de anatomia apical da raiz baseia-se em quatro pontos de referência anatómicos e histológicos na região apical de uma raiz: o forame apical (AF), a constrição apical (AC), a junção cementodentinária (CDJ) ou constrição cementodentinária (CDC) e o ápice da raiz (anatómico e radiográfico).[63] (fig. 20)

O forame apical é a "circunferência ou borda arredondada, como um funil ou cratera que diferencia a terminação do canal cementário da superfície externa da raiz.[64] Em dentes jovens incompletamente desenvolvidos, o forame apical tem a forma de um funil, por isso é chamado de ápice do arbusto de Bluder. O forame apical pode ser redondo, oval ou elíptico, de forma semilunar. A localização e a forma do forame completamente formado variam em cada dente e no mesmo dente em diferentes períodos da vida.[63] O forame apical nem sempre está localizado no centro do ápice da raiz. Normalmente, o forame apical abre-se a 0,5 - 1,0 mm do ápice anatómico.[63] Essa distância nem sempre é constante e pode aumentar com o envelhecimento do dente (03mm) devido à deposição de cemento secundário.[63] Pode sair na superfície mesial, distal, vestibular ou lingual da raiz, geralmente de forma ligeiramente excêntrica.

A constrição apical é geralmente considerada a parte do canal radicular com o diâmetro mais pequeno, sendo também o ponto de referência que os clínicos utilizam mais frequentemente como terminação apical para alargar, moldar, limpar, desinfetar e preencher. Não se recomenda o esvaziamento desta área com instrumentos ou material de obturação para obter resultados bem sucedidos a longo prazo.

A junção cemetodentinária é o ponto no canal onde o cemento encontra a dentina. É o ponto onde termina o tecido pulpar e começa o tecido periodontal. A localização da junção cementodentinária geralmente não está na mesma área que a constrição apical e o local estimado é de aproximadamente 1 mm do forame apical.[65]

O vértice anatómico difere do vértice radiográfico na medida em que o primeiro é a extremidade da raiz identificada morfologicamente e o segundo é identificado radiograficamente.[65]

CONSIDERAÇÕES CLÍNICAS RELATIVAMENTE AO TERÇO APICAL DO CANAL RADICULAR

(A) TERMINAÇÃO APICAL DOS INSTRUMENTOS (COMPRIMENTO DE TRABALHO)

O término da instrumentação do canal radicular na constrição apical resultaria na menor quantidade de danos nos tecidos e, consequentemente, seria necessária uma reparação mínima dos tecidos.[66]

A Sociedade Europeia de Endodontologia (2006)[67] recomenda que a determinação do comprimento de trabalho deve ser o mais próximo possível do CA. A resposta histológica mais favorável na região periapical foi observada quando a instrumentação e a obturação terminaram ao nível do CA. Sjogren *et al* (1990)[68] afirmaram que a instrumentação até o CA resultou em 90% de cicatrização em dentes infectados. Kutler afirmou que todos os procedimentos de canal radicular devem terminar 0,5 mm antes do FA, pois este ponto é considerado o mais próximo do CA. Para permanecer próximo do CA, foi recomendado um intervalo de 0,5-1,5 mm aquém do ápice radiográfico como comprimento de trabalho adequado, dependendo da raiz específica a ser tratada.[64]

O ápice radicular é morfologicamente, terapeuticamente uma zona desafiadora e prognosticamente uma área importante, mas infelizmente pouco clara. Assim, o endodontista deve ter um conhecimento pormenorizado da variação anatómica e do desafio mecânico envolvidos no tratamento do terço apical para uma gestão eficaz da terapia endodôntica.

(B) ALARGAMENTO APICAL

O sistema de canais radiculares tem de ser suficientemente alargado para remover detritos e para uma irrigação adequada do terço apical do canal.[69] Para garantir que o alargamento apical é suficiente, é efectuada uma medição da preparação do terço apical.

A aferição apical consiste na medição dos diâmetros terminais dos canais. A função da aferição apical é avaliar o diâmetro apical do canal antes de cortar a forma final. Isto é necessário para assegurar que a conicidade da preparação final se estende até ao final do canal e que existe uma continuidade apical da conicidade. Não é feito qualquer esforço para cortar a dentina durante a medição apical. Os instrumentos de medição são inseridos a direito e puxados a direito para fora, sem rotação. A fixação de um instrumento de diâmetro específico no terminal ou a curta distância do terminal é uma forma de ler indiretamente a geometria apical do canal.[34]

Gutierrez e Garcia (1968)[70] demonstraram que os canais radiculares são frequentemente limpos de forma incorrecta devido ao facto de o diâmetro do canal radicular ser superior ao calibre do instrumento utilizado em cada caso particular.

2. LARGURA APICAL (A DIMENSÃO PERDIDA)

Clinicamente, a largura apical é explicada como a dimensão da secção **transversal** do canal radicular em diferentes níveis, o que corresponde aproximadamente ao tamanho da ponta de um instrumento normalizado ISO.

Teoricamente, a largura apical pode não corresponder ao tamanho de um instrumento normalizado ISO de ajuste confortável.

Isto pode dever-se a várias razões

(A) A secção transversal do canal radicular nem sempre é circular, mas tem diferentes formas, desde oval, elíptica, oval longa, semilunar, etc. Nestes casos, a largura apical tem duas dimensões horizontais diferentes em vez de dimensões radiais uniformes.

(B) A parte apical do canal nem sempre se afunila uniformemente em direção ao ápice. A presença de diferentes geometrias de secção transversal em diferentes níveis, presença de calcificações, canal acessório, etc. dificulta a aferição exacta do tamanho do forame apical. (fig. 21,22)

DESCRIÇÕES ACTUAIS DAS DIMENSÕES HORIZONTAIS (SECÇÕES TRANSVERSAIS) DO CANAL RADICULAR[71]

- Redondo (circular): MaxIWW (Largura máxima de trabalho inicial) igual a MinIWW (Largura mínima de trabalho inicial)

- Oval: MaxIWW é superior a MinIWW (até duas vezes mais)

- Oval longo: MaxIWW é duas ou mais vezes superior a MinIWW (até quatro vezes mais)

- Achatada (plana, fita): MaxIWW é quatro ou mais vezes superior a MinIWW

- Irregular: não pode ser definido pelos pontos acima mencionados. (fig. 23)

3. SIGNIFICADO DA LARGURA APICAL

(A) É uma dimensão lateral que dá uma estimativa de como e que tamanho de instrumento deve ser utilizado para a moldagem apical do terminal do canal.

(B) O conhecimento da largura apical assegura a correcta execução dos procedimentos, resultando na remoção adequada de bactérias e outros microrganismos, dentina infetada e tecidos pulpares, sem causar erros iatrogénicos como o transporte do canal, o fecho e a formação de saliências na área apical.

(C) O tamanho final da largura apical após a instrumentação dá uma ideia de como e que tipo de técnica de obturação deve ser utilizada para produzir uma vedação estanque a fluidos

3-D.

(D)Tendo em conta o conceito de "Envelop of motion" de Schilder[2] para um alargamento eficaz do canal, a largura apical deve resultar num afunilamento constante em forma de funil do canal com um diâmetro maior no orifício e um diâmetro menor na constrição apical com uma alteração mínima na posição do forame apical.

4. ORIENTAÇÕES CONSIDERADAS PARA UMA INSTRUMENTAÇÃO SUFICIENTE :

De acordo com **Weine**[72] , **Walton**[73] e **Grossman**[74] -

(A)Alargar um canal radicular, pelo menos, três tamanhos para além do tamanho do primeiro instrumento que aglutina e limpar até aparecerem aparas dentinárias brancas nas ranhuras da lâmina do instrumento.

O conceito subjacente a esta abordagem é que a primeira lima a ligar reflecte o diâmetro do canal apical e, utilizando três limas sucessivamente maiores com o mesmo comprimento de trabalho, a camada de dentina fortemente infetada deve ser removida de todas as regiões da parede do canal apical.

(B)Os canais radiculares devem ser alargados, independentemente da largura inicial, para remover as irregularidades da dentina e para tornar as paredes do canal lisas e cónicas. Os canais radiculares devem ser suficientemente alargados e modelados, independentemente da largura inicial, até desenvolverem uma forma cónica suave para uma dinâmica de irrigação eficiente e uma obturação previsível.

Embora existam estudos que mostram que os canais que foram instrumentados com três tamanhos maiores também não foram cuidadosamente limpos.

5. DETERMINAÇÃO DA LARGURA APICAL NO COMPRIMENTO DE TRABALHO[71]

No decurso da limpeza e modelação do sistema de canais radiculares, o médico deve determinar três parâmetros críticos. Estes são

(A) Comprimento do canal,

(B) Conicidade da preparação

(C) Dimensão horizontal da preparação na sua extensão mais apical.

Antes da estimativa do tamanho desta lima apical e da aferição da largura apical, tem de ser efectuada a patência do canal e o alargamento coronal e médio.

6. ETAPAS ENVOLVIDAS NA DETERMINAÇÃO DA LARGURA APICAL

(A) PATÊNCIA E REGISTO DE PATÊNCIA

A patência apical é uma técnica em que a porção apical do canal é mantida livre de detritos por recapitulação com uma pequena lima K de 6, 8, 10 no através do forame apical.[35] O método mais previsível consiste em utilizar regularmente as chamadas limas de patência durante os procedimentos de limpeza e moldagem. Estas limas podem ser definidas como pequenas limas flexíveis, que se movem passivamente através da constrição apical sem a alargar.[75] (fig. 24)

(B) PRÉ-CIRURGIA CORONAL E MÉDIA

A sensação tátil de encaixe da lima no ápice não ocorre necessariamente devido ao seu contacto no ápice, mas pode resultar da interferência nos terços coronal e médio do canal. A irregularidade das paredes e as curvaturas da raiz exercem pressão contra a lima e interferem com a capacidade do médico de determinar o contacto e a tensão do ápice.[76]

Pecora *et al* (2005)[77] referem que é vantajoso remover a interferência do terceiro coronal antes de efetuar a instrumentação apical.

   (a) Vantagens da pré-cirurgia coronal e média[51] -

> Prevenção da vinculação dos instrumentos

> Melhor acesso à parte apical do canal

> Evita qualquer alteração no comprimento de trabalho durante a preparação do canal

> Melhoria da sensação tátil

> Permite um melhor controlo da instrumentação apical

> Determinação exacta do diâmetro anatómico no comprimento de trabalho

(C) ESTIMATIVA DO COMPRIMENTO DE TRABALHO

Após a limagem da patência e o pré-alargamento coronal e médio, o comprimento de trabalho pode ser determinado a partir do ponto de referência coronal até ao ponto de terminação da preparação na constrição apical.

(D) PREPARAÇÃO DE TRAJECTÓRIAS PLANAS

Uma vez que o comprimento de trabalho é estimado, pode ser efectuada uma preparação do percurso de deslizamento da lima K super solta no 10, de modo a que as limas posteriores possam deslizar facilmente para o ápice e possa ser efectuada a medição apical.

É importante mencionar que, clinicamente, não se deve subestimar o diâmetro apical para um tamanho inferior à lima K n.º 10, embora esta possa estar a prender-se confortavelmente na constrição apical, uma vez que vários estudos provaram que o diâmetro mínimo do forame apical é sempre > 0,15 - 0,20 mm e pode representar apenas o diâmetro mais curto do canal oval.[78] Por isso, a medição apical deve ser normalmente efectuada após a preparação do percurso de deslizamento, resultando numa lima K no 10 super solta. (Tabela 1,2,3)

(E) DETERMINAÇÃO DA LARGURA DE TRABALHO INICIAL (MEDIÇÃO APICAL)

A determinação do diâmetro do canal pré-operatório pode ser efectuada passando instrumentos consecutivamente maiores para o comprimento de trabalho até que um fique preso no ápice. Esta estimativa inicial da lima apical é referida como a determinação da largura de trabalho ou largura apical.

> **INCONVENIENTES DO CONCEITO DE TRONSTAND**

- Weine afirmou que a aproximação das dimensões de todos os canais é incorrecta, uma vez que alguns canais serão excessivamente preparados e outros serão insuficientemente limpos.

- Wu afirmou que, como os diâmetros dos canais apicais variam muito em todos os grupos de dentes, não é aconselhável um tamanho padrão para o alargamento apical.

Liu *et al* (1999)[82], Levin *et al* (1999)[83], Wu *et al* (2002)[84] e Tan *et al* (2002)[51] sugeriram que a primeira lima K que se liga ao comprimento de trabalho não reflecte com precisão o diâmetro do canal apical. Esta imprecisão e discrepância podem resultar de vários factores morfológicos e processuais, como a forma do canal, o comprimento do canal, a curvatura do canal, o conteúdo do canal, a interferência coronal e o instrumento utilizado para estimar ou medir o MinIWW0 e o MaxIWW0.

7. FACTORES QUE AFECTAM A DETERMINAÇÃO DA LARGURA APICAL NO COMPRIMENTO DE TRABALHO[71]

Vários factores podem afetar a precisão da determinação da largura de trabalho. A forma, o comprimento, a conicidade, a curvatura, o conteúdo e as irregularidades da parede do canal e o instrumento utilizado podem influenciar o resultado, uma vez que cada um deles pode afetar o sentido tátil do médico. A combinação destes factores torna a determinação correcta da largura de trabalho muito difícil, se não impossível. A compreensão destes factores pode minimizar a subestimação da IWW.

(A) Forma do canal - O canal redondo pode ser medido mais facilmente porque o Min IWW e o MaxIWW são iguais. A instrumentação adequada e a sensação tátil podem determinar o MinIWW dos canais ovais, ovais longos e planos. A determinação do MaxIWW, no entanto, não pode ser facilmente realizada nestes casos.

(B) Comprimento do canal - Ao utilizar um instrumento para medir o comprimento de trabalho, quanto mais longo for o canal, maior será a resistência à fricção, o que pode afetar o sentido tátil do médico para determinar corretamente a largura de trabalho, resultando assim numa conclusão prematura. Além disso, se o alargamento coronal for demasiado conservador ou limitado ao terço coronal do canal, a haste do instrumento pode entrar em contacto com a parede do canal e causar uma conclusão falsa/prematura quanto à largura de trabalho.

(C) Conicidade do canal e do instrumento - Qualquer discrepância de conicidade entre o instrumento de medição e o canal pode levar a um encaixe precoce do instrumento, causando uma pseudo-ligação apical, especialmente em canais mais longos. O alargamento coronal precoce pode aumentar a conicidade do canal e reduzir a discrepância de conicidade entre o instrumento de medição e a parede do canal. (fig. 25)

(D) Curvatura do canal - Os canais curvos podem provocar a deflexão do instrumento de medição e aumentar a resistência à fricção. Um acesso em linha reta ao sistema de canais radiculares pode evitar esta deflexão.

(E) Conteúdo do canal - O conteúdo do canal radicular pode ser de natureza fibrosa/calcificada ou material de obturação anterior, o que pode criar diferentes graus de resistência à fricção contra o instrumento de medição, afectando a sensação tátil do médico.

(F) Irregularidades da parede do canal - Estas irregularidades podem ser convexidades que incluem cálculos pulpares, dentículos e dentina reparadora ou concavidades que incluem reabsorção. Estas irregularidades servem como fator de impacto que induz uma pseudo-estimativa do comprimento de trabalho.

(G) Instrumento para determinar a largura de trabalho - A rigidez, a flexibilidade e o afunilamento do instrumento utilizado para determinar a largura de trabalho podem afetar a precisão. Além disso, o instrumento rígido num canal curvo também pode levar a uma falsa tatilidade. As limas K- 6, 8, 10 não têm flexibilidade suficiente e 2% de afunilamento que podem facilmente determinar a largura de trabalho.

(H) Tipo de movimento -. 6, 8, 10 não As limas K utilizadas no movimento de enrolamento do relógio ajudarão a manter a patência do canal radicular até ao forame apical e podem medir facilmente a largura apical.

(I) Canal seco vs. canal húmido - Uma curvatura pulpar seca e canais radiculares húmidos são preferidos para a estimativa da largura apical. O canal irrigado com hipoclorito de sódio e

EDTA ajuda no deslizamento das limas para o ápice de canais restritos e calcificados.[R]

(J) Utilização do localizador apical - A utilização do localizador apical ajuda a localizar com exatidão o ápice fisiológico da raiz, que pode ser posteriormente reconfirmado com radiografias.[R] Em determinadas condições, presença de canais restritos e calcificados e ápices imaturos e largos, os localizadores apicais podem dar uma estimativa incorrecta da constrição apical. Nestes casos, devem ser tiradas radiografias para estimar efetivamente a posição e o tamanho da constrição apical.

(K)Etapa da preparação do canal - A estimativa da largura apical deve ser sempre efectuada após a limagem da patência e a pré-flaqueação coronal.

Ramachandran *et al* (2015)[60] demonstraram que a ausência de pré-alargamento do canal provocou uma menor ligação do tamanho do instrumento no WL, o que se reflectiu em valores de discrepância mais elevados entre a lima e o diâmetro anatómico.

8. CONSEQUÊNCIAS DE UMA AVALIAÇÃO INCORRECTA DA LARGURA APICAL

De acordo com Weine, a realização de todos os canais com um tamanho semelhante é incorrecta, uma vez que alguns canais serão excessivamente preparados e outros serão insuficientemente limpos.

(A) AVALIAÇÃO INSUFICIENTE DA LARGURA APICAL

Em secções histológicas de dentes infectados, foram encontradas bactérias nos túbulos dentinários adjacentes à polpa.[79] Por conseguinte, considera-se adequado remover a camada de dentina mais infetada.

De acordo com Wu *et al* (2000)[79-] , existe uma grande prevalência de canais radiculares ovais no terço apical do sistema de canais radiculares. Isto, de facto, mostra que a primeira lima a ser ligada não reflectia o diâmetro apical e que o tamanho da lima era visivelmente menor do que o tamanho do canal radicular no WL. Num canal oval longo, a limagem resultará num desbridamento incompleto do sistema de canais radiculares, resultando em efeitos de "buraco de fechadura" e "haltere", uma imagem típica que demonstra as partes não preparadas do canal radicular. (fig. 26)

Por conseguinte, o objetivo de remover a camada de dentina infetada pode não ser alcançado e, assim, o objetivo da preparação do canal para alargar o canal apical o suficiente para a colocação e substituição da solução de irrigação; colocação de penso intracanal; e para facilitar os procedimentos de obturação pode não ser alcançado.

A forma inadequada do terço médio dos canais é um fator de limpeza deficiente, uma vez que as soluções de irrigação não podem ser introduzidas em toda a extensão apical e lateral dos sistemas de canais radiculares. Os resultados da obturação também se degradam, especialmente no terço apical. Mais de metade de todos os problemas de encaixe dos cones e de condensação podem ser causados por uma forma profunda "anémica" devido à ligação prematura dos cones.

CONSIDERAÇÕES SOBRE A PREVENÇÃO

Recomenda-se a pré-expansão da porção média e coronal do canal antes de determinar o diâmetro apical.[77] Sugere-se a utilização de instrumentos não cónicos para contornar facilmente qualquer interferência no canal radicular que possa levar a uma ligação prematura.[77]

A instrumentação circunferencial pode estar em conformidade com o contorno das dimensões horizontais do canal radicular oval em diferentes níveis do canal.

(B) SOBREAVALIAÇÃO DA LARGURA APICAL[62]

(a) A utilização de limas sucessivamente maiores para o mesmo comprimento num canal radicular curvo pode predispor ao transporte apical e à formação de saliências.

(b) O preparo apical não deve ser tão largo que enfraqueça desnecessariamente a raiz devido à diminuição da espessura da dentina remanescente, o que leva a um aumento do risco de fratura.

(c) A instrumentação para além do forame apical devido a uma estimativa excessiva da largura apical pode causar fissuras na superfície apical da raiz.

(d)Se a porção coronal, e não a ponta, de uma lima K se ligar às paredes do canal na região do terço apical, é uma indicação de preparação excessiva porque a porção coronal da lima K tem um diâmetro de secção transversal maior do que a ponta. Por conseguinte, a lima K que se prende pode não estar a prender-se no comprimento de trabalho, mas sim a perfurar o canal radicular apicalmente.

(e)O alargamento apical pode resultar numa reação inflamatória periapical grave que é prejudicial para o processo de cicatrização.

(f) O alargamento apical devido a uma avaliação excessiva da largura apical pode levar a uma possibilidade de dor pós-operatória devido a trauma físico na região periapical. Sugere-se que mesmo a utilização de limas de patência pequenas através do ápice pode causar uma resposta inflamatória aguda periapical e dor pós-operatória grave.

(g)O alargamento foraminal também pode aumentar a possibilidade de extrusão periapical do cimento do canal radicular, o que pode causar irritação dos tecidos e atraso na cicatrização.

CONSIDERAÇÕES SOBRE A PREVENÇÃO

(a) Utilização de um localizador apical.

(b) Prevenção de erros iatrogénicos - formação de rebordos, perfuração.

(c) Avaliação radiográfica correcta da curvatura radicular.

(d) Alargamento coronal suficiente.

9. QUAL O TAMANHO DE UMA PREPARAÇÃO SUFICIENTE? (LARGURA DE TRABALHO FINAL)

Nos casos de periodontite apical, devido à presença de microrganismos na porção apical do canal e até mesmo na própria lesão, há necessidade de um maior preparo apical, limpeza e debridamento.[85] Ampliação do forame apical durante a instrumentação do canal radicular, pois pode superar os limites potenciais da irrigação na região apical, otimizando a desinfeção do canal radicular.[86]

As bactérias localizadas em complexidades anatómicas, tais como túbulos dentinários, irregularidades e ramificações, especialmente na região apical, podem ser protegidas dos efeitos dos instrumentos e das substâncias químicas utilizadas no canal principal.[85]

Uma limpeza insuficiente da porção apical pode causar inflamação periapical.[87] Uma explicação para este facto é que a lima apical principal utilizada é demasiado pequena para conseguir um desbridamento apical suficiente.[79] Foi referido que o aumento do alargamento apical pode melhorar o desbridamento da porção apical de um canal radicular.[88] Para além disso, preparações de maior tamanho apical também demonstraram uma maior redução microbiana no terço apical.[89]

De acordo com esse conceito, o canal cementário não deve ser instrumentado e, portanto, não será limpo.[90] Estudos sobre cicatrização periapical associados a dentes com lesões periapicais mostraram que o melhor resultado foi obtido quando o canal cementário e o forame apical foram alargados mais do que o instrumento de patência.[91] Como mencionado, o alargamento apical pode resultar numa reação inflamatória periapical grave que é prejudicial para o processo de cicatrização.[92]

Borlina *et al* (2010)[90] relataram que houve alta incidência de microrganismos nos grupos em que não foi realizado o alargamento do forame apical, além de inflamação aguda. Portanto, a realização do alargamento apical do canal cementário e do forame apical pode aumentar o potencial de cicatrização apical, pois remove uma maior quantidade de cemento contaminado e promove condições mais favoráveis para a cicatrização,[91] minimizando o risco de perda de comprimento,[93] facilita a irrigação no terço apical do canal,[66] e melhora a sensação tátil do clínico durante a moldagem apical.[92] O alargamento apical garante a limpeza e melhora a qualidade da obturação do canal.[94]

10. CONICIDADE VS LARGURA APICAL

Seguindo o conceito de envelope de movimento[2] como sugerido por Schilder -

Para a formação de um canal cónico contínuo em forma de funil, os dois parâmetros sobrepõem-se frequentemente um ao outro

(a) Cone de preparação

(b) Tamanho apical final

Embora um tamanho apical maior resulte na remoção da dentina infetada, não assegura uma irrigação eficiente na ausência de uma conicidade coronal para apical. A limpeza é um passo essencial que pode resultar numa desinfeção incompleta do sistema de canais radiculares. Uma dinâmica de irrigação suficiente requer um cone coronal-apical em vez de um aumento inadvertido do tamanho apical. Além disso, a preparação excessiva do canal na área de menor constrição pode levar ao enfraquecimento da raiz, ao transporte, à formação de saliências, ao fecho de correr e a outros erros iatrogénicos responsáveis pelo mau prognóstico dos dentes tratados com canais radiculares.[2]

O aumento do tamanho apical, na ausência de conicidade suficiente, não permite a calibragem e a afinação, e não é possível obter um maior recuo, o que resulta numa má vedação apical.

O papel da conicidade na modelação e limpeza dos canais radiculares não pode ser demasiado ou menos enfatizado. Embora uma maior conicidade resulte num aumento da eficiência da irrigação, num melhor controlo tátil e num mínimo de erros iatrogénicos, pode levar à perda de dentina pericervical e à perfuração de tiras se for realizada de forma imprudente. As conicidades melhoradas durante a moldagem resultam numa melhor aferição do tamanho apical e numa melhor adaptação apical na ausência de restrições coronais. Assim, a necessidade do futuro é identificar e aceder corretamente ao sistema de irrigação do canal radicular, de modo a alcançar um equilíbrio entre a conicidade apical e o tamanho apical.[2]

Por exemplo - Para dentes anteriores do maxilar com canais largos e alargados, é possível obter melhores resultados alargando-os no ápice. Por outro lado, para canais longos e curvos, uma melhor combinação de conicidade melhorada e alargamento apical mínimo pode evitar erros iatrogénicos e proporcionar uma melhor desinfeção para um prognóstico mais longo.

CONCLUSÃO

Cada dente que requer terapia endodôntica apresenta o seu próprio conjunto de desafios anatómicos para uma instrumentação eficaz. A ameaça de fratura de instrumentos permanece na endodontia contemporânea. A preparação de um trajeto de deslizamento não só ajuda a reduzir o risco de separação do instrumento, como também transmite ao clínico um conhecimento íntimo da anatomia tortuosa do canal, desde o orifício até ao terminal. A informação recolhida durante a preparação da trajetória de deslizamento permite aos clínicos adaptar a sua estratégia de moldagem às nuances da anatomia do canal de cada canal individual.

A preparação da trajetória de deslizamento proporciona ao clínico mais confiança para preparar casos endodônticos mais complexos e difíceis.

Esta literatura científica mostra claramente que a preparação do percurso de deslizamento tem resultados bem sucedidos e um mínimo de contratempos iatrogénicos quando os instrumentos manuais e rotativos seguem o percurso designado que foi preparado.

A maior parte da investigação sobre a instrumentação dos canais radiculares não abordou a importância da largura apical ou da largura de trabalho do sistema de canais radiculares. Tem havido um desenvolvimento mínimo de conceitos, técnicas e tecnologia para medir a largura apical com exatidão. Compreender os conceitos e técnicas actuais de WW pode ajudar a solidificar os conceitos e melhorar as técnicas de limpeza e moldagem do sistema de canais radiculares. A manutenção cuidadosa da cadeia asséptica, a utilização de soluções de irrigação adequadas para aumentar a eficácia e a aplicação cautelosa dos conceitos e técnicas actuais de largura apical podem proporcionar uma melhor qualidade da terapia endodôntica para o doente.

Assim, esta informação detalhada sobre a morfologia horizontal do sistema de canais radiculares pode ajudar a solidificar conceitos e melhorar as técnicas de limpeza e modelação do sistema de canais radiculares.

REFERÊNCIAS

1. West JD. Previsibilidade endodôntica - "Restaurar ou remover: como é que eu escolho?" In: Cohen M, ed. Interdisciplinary Treatment Planning: Principles, Design, Implementation. Chicago, IL: Quintessence Publishing Co; 2008;123-64.

2. Schilder H. Limpeza e modelação do canal radicular. Dent Clin North Am 1974;18:269-96.

3. West J. Manual versus trajetória de deslizamento endodôntico mecânico. Dentistry Today 2011;30(1):136,138,140.

4. Berutti E, Negro AR, Lendini M, Pasqualini D. Influência da pré-flaqueação manual e do binário na taxa de insucesso dos instrumentos ProTaper. J Endod 2004;30:228-30.

5. Patino PV, Biedma BM, Liebana CR, Cantatore G, Bahillo JG. A influência de uma trajetória de deslizamento manual na taxa de separação de instrumentos rotatórios de NiTi. J Endod 2005;31:114-6.

6. Berutti E, Cantatore G, Castellucci A, Chiandussi G, Pera F, Migliaretti G, Pasqualini D. Utilização da PathFile rotativa de níquel-titânio para criar a trajetória de deslizamento: comparação com a pré-desarmação manual em canais radiculares simulados. J Endod 2009;35:408-12.

7. Torres DU, Rodriguez MPG, Luque CMF. Eficácia de um glide path manual no preparo de canais radiculares curvos utilizando instrumentos rotatórios Mtwo. J Endod 2009;35:699-702.

8. Alves V de O, Bueno CEDS, Cunha RS. Comparação entre instrumentos manuais e instrumentos rotatórios PathFile e Mtwo para criar um caminho de deslizamento no preparo de canais radiculares curvos. J Endod 2012;38:117- 20.

9. Berutti E, Chiandussi G, Paolino DS, et al. Modelação do canal com limas recíprocas WaveOne Primary e sistema ProTaper: um estudo comparativo. J Endod 2012;38:505-9.

10. Ha JH, Park SS. Influência da trajetória de deslizamento no efeito de aparafusamento e no

torque das limas rotativas de níquel-titânio em canais radiculares de resina simulada. Restor Dent Endod 2012;37:215-9.

11. Pasqualini D, Mollo L, Scotti N, et al. Dor pós-operatória após o percurso de deslizamento manual e mecânico: um ensaio clínico aleatório. J Endod 2012;38:32-6.

12. Pasqualini D, Bianchi CC, Paolino DS, Mancini L, Cemenasco A, Cantatore G, Castelucci A, Berutti E. Avaliação microtomográfica computorizada da trajetória de deslizamento com a PathFile rotativa de níquel-titânio em canais curvos de primeiros molares superiores. J Endod 2012;38:389-93.

13. Ajuz NC, Armada L, Gonc ALS, et al. Preparação do trajeto de deslizamento em canais em forma de S com instrumentos de níquel-titânio de descoberta de trajeto rotativo. J Endod 2013;39:534-7.

14. Amario MD, Baldi M, Petricca R. Avaliação de um novo sistema de níquel-titânio para criar o caminho de deslizamento na preparação do canal radicular de canais curvos. J Endod 2013;39:1581-4.

15. Agostino AD, Cantalore G. Glide-path: comparação entre instrumentos manuais, instrumentos rotativos de primeira geração e instrumentos rotativos de nova geração M-Wire. Giornale Italiano di Endodonzia 2014;28:36- 4 0.

16. Ha JH, Jeon HJ, Abed RE, Kim SK, Kim HC. Efeito do embalamento repetitivo no comprimento de trabalho para a preparação do percurso de deslizamento utilizando a lima G. Restor Dent Endod 2014;40:123-7

17. Gambarini G, Plotino G, Sannino G, Grande NM, Giansiracusa A, Piasecki L, da Silva Neto UX, Al-Sudani D, Testarelli L. Fadiga cíclica de instrumentos para o percurso de deslizamento endodôntico. Odontology. 2015;103(1):56-60.

18. Ha JH, Lee CJ, Kwaok SW, Abed RE, Ha D. Otimização geométrica para o desenvolvimento da preparação da trajetória de deslizamento do instrumento rotativo de níquel-titânio. J Endod

2015;41(6):916-9.

19. Kirchhoff AL, Chu R, Mello L. Gestão do percurso de deslizamento com sistemas rotativos de instrumento único e múltiplo em canais curvos: um estudo tomográfico microcomputado. J Endod 2015;41:1880-3.

20. Vyver PJVD, Paleker F, Jonker CH. Comparação dos tempos de preparação de três sistemas diferentes de instrumentos de deslizamento rotativo. South African Dent J 2015;70:146-9.

21. Chandrasekhar M, Reddy SNL, Moosani GK, Reddy NU, Nikhita K, Kumar MP. Influência das técnicas de deslizamento rotativo e recíproco na incidência da formação de fissuras dentinárias - um estudo *in vitro*. Int Cont Med Res J 2016;3(7):2075-8.

22. Ha JH, Kim SK, Kwak SW, Abed RE, Bae YC, Kim HC. Extrusão de detritos por instrumentos endodônticos de estabelecimento de percurso deslizante com diferentes geometrias. J Dent Sci 2016;23:1-5.

23. Uslu G, Ozyurek T, Inan V. Comparação da resistência à fadiga cíclica dos ficheiros de trajetória ProGlider e One G Glide. J Endod 2016;42(10):1555-8.

24. West J. Atualização endodôntica. J Esthet Restor Dent 2006;18:280-300.

25. Young GR, Parashos P, Messer H. Os princípios das técnicas de limpeza dos canais radiculares. Aust Dental Journal 2007;52:(1):52-63.

26. Blum JY, Machtou P, Ruddle CJ, Micallef JP. A análise dos preparos mecânicos em dentes extraídos com instrumentos rotatórios ProTaper: valor do quociente de segurança. J Endod 2003;29:567-75.

2 7.Serene TP, Adams JD, Saxena A. Instrumentos de níquel-titânio. Aplicações em endodontia. St. Louis: Ishiyaku EuroAmerica 1995;2:92-4.

28. Sattapan B, Nervo GJ, Palamara JE, Messer HH. Defeitos em limas rotativas de níquel-titânio após utilização clínica. J Endod 2000;26:161-5.

29. Roland DD, Andelin WE, Browning DF, Hsu GR, Torabinejad M. O efeito da pré-flaring nas taxas de separação para instrumentos rotativos de níquel-titânio com cone 0,04. J Endod 2002;28:543-5.

30. Peters OA, Peters CI, Schonenberg K, Barbakow F. Preparação rotativa do canal radicular ProTaper: avaliação do binário e da força em relação à anatomia do canal. Int Endod J 2003;36:93-9.

31. Ehrhardt IC, Zuolo ML, Cunha RS, De Martin AS, Kherlakian D, Carvalho MC. Avaliação da incidência de separação das limas mtwo utilizadas com preflaring: estudo clínico prospetivo. J Endod 2012;38(8):1078-81.

32. Shen Y, Coil JM, Mclean AGR, Hemerling DL, Haapasalo M. Defeitos em instrumentos de níquel-titânio após utilização clínica. Parte 5: Utilização única em consultórios de especialidade endodôntica. J Endod 2009;35:1363-7.

33. Berutti E, Paolino DS, Chiandussi G, Alovisi M. Preservação da anatomia do canal radicular das limas recíprocas WaveOne com ou sem trajetória de deslizamento. J Endod 2011;38:101-104.

34. Khatavkar RA, Hegde VS. Importância da patência em endodontia. Endodontologia 2010;22:85-91.

35. Buchanan LS. Tratamento do canal radicular curvo. J Calif Dent Assoc 1989;17:18-27.

36. Bergmans L, Van CJ, Wevers M, Lambrechts P. Preparação mecânica do canal radicular com instrumentos rotativos de NiTi: fundamentação, desempenho e segurança. Am J Dent 2001;14:324-33.

37. Yared GM, Bou Dagher FE, Machtou P, Kulkarni GK. Influência da velocidade de rotação, do binário e da proficiência do operador na falha das limas Greater Taper. Int Endod J 2002;35:7-12.

38. Cassim I, van der Vyver PJ. A importância da preparação do percurso de deslizamento em

endodontia: uma consideração dos instrumentos e da literatura. South African Dent J 2013;68:322-7.

39. Roane JB, Sabala CL, Duncanson MG. O conceito de força equilibrada para a instrumentação de canais curvos. J Endod 2011;203-11.

40. Mounce R. Ficheiros K endodônticos: espécies em vias de extinção de valor incalculável ou prontos para o Smithsonian. Dentistry Today 2005;24(7):102,104.

41. Kinsey B, Mounce R. Utilização segura e eficiente da peça de mão de segurança M4 em endodontia. Roots 2008;4(2):36-40.

42. Wagner MH, Barletta FB, Resi MS, Mello LL, Ferraria R, Fernandes AL. Peça de mão reciprocante NSK: análise comparativa *in vitro* da remoção dentinária durante o preparo do canal radicular por diferentes operadores. Braz Dent J 2006;17:10-4.

43. Topcuoglu HS, Topguoglu G, Duzgun S. Resistência à fadiga cíclica das limas Path File, ScoutRaCe e ProGlider glide path num canal em forma de S. Int Endod J 2017.

44. Kwak SW, Ha JH, Lee W, Kim SK, Kim HC. Resistência à flambagem, rigidez à flexão e resistência à torção de vários instrumentos para exploração do canal e preparação do caminho de deslizamento. Restor Dent Endod 2014;39:270-5.

4 5.Seltzer S, Naidorf IJ. Surtos em endodontia: Factores etiológicos. J Endod 1985;11:472-8.

46. Topcuoglu HS, Duzgun S, Akpek F. Influência de um percurso de deslizamento na extrusão apical de detritos durante a preparação do canal utilizando sistemas de lima única em canais curvos. Int Endod J 2015;48:673-9.

47. Mauger MJ, Schindler WG, Walker WA. Uma avaliação da morfologia do canal em diferentes níveis de ressecção radicular em incisivos mandibulares. J Endod 1998;24(10):607-9.

48. Burch JG, Hulen S. A relação do forame apical com o ápice anatómico da raiz do dente. Oral Surg 1972;34(2):262-8.

49. Lambrianidis T, Tosounidou DE, Tzoanopoulou M. O efeito da manutenção da patência apical na extrusão periapical. J Endod 2001;27(11):696-8.

50. Card SJ, Sigurdsson A, Orstavik D, Trope M. A eficácia do aumento do alargamento apical na redução das bactérias intracanais. J Endod 2002;28:779-83.

51. Tan BT, Messer HH. O efeito do tipo de instrumento e da pré-flaring na determinação do tamanho da lima apical. Int Endod J 2002;35:752-8.

52. Usman N, Baumgartner C, DDS, Marshall JD. Influência do tamanho do instrumento no desbridamento do canal radicular. J Endod 2004;30(2):110-2.

53. Falk KW, Sedgley CM. A influência do tamanho do preparo na eficácia mecânica da irrigação do canal radicular *in vitro*. J Endod 2005;31(10):742-6.

54. Bartha T, Kalwitzki M, Lost C. Alargamento apical alargado com limas manuais versus limas rotativas de NiTi. Oral Surg Oral Med Oral Pathol Oral Radiol Endod 2006;102(5):692-7.

55. Mickel KA, Chogle S, Liddle J, Huffaker K, Jones JJ. O papel da determinação do tamanho apical e do alargamento na redução das bactérias intracanais. J Endod 2007;33(1):21-3.

56. Paque F, Zehnder M, Marending M. Apical fit of initial K-files in maxillary molars assessed by micro-computed tomography. Int Endod J 2009;43:328-35.

57. Brunson M, Heilborn C, Johnson J, Cohenca MSN. Efeito do tamanho do preparo apical e da conicidade do preparo no volume de irrigante fornecido pelo uso do sistema de irrigação por pressão negativa. J Endod 2010;36(4):721-4.

5 8. Saini HR, Tewari S, Sangwan P, Duhan J, Gupta A. Efeito de diferentes tamanhos de preparação apical no resultado do tratamento endodôntico primário: um ensaio controlado aleatório. J Endod 2012;38(10):1309-15.

59. Aminoshariae A, Kulild JC. Tamanho da lima apical principal - mais pequena ou maior: uma revisão sistemática dos resultados de cicatrização. Int Endod J 2015;48:639-47.

60. Ramachandran A, Khan SIR. Efeito da pré-flaring cervical na determinação do tamanho da lima apical inicial em incisivos centrais superiores e primeiros molares. J Adv Oral Res 2015; 6(3):21-6.

61. Swapna DV, Krishna A, Patil CA, Rashmi K, Pai SV, Ranjini MA. Comparação dos localizadores apicais electrónicos de terceira geração com os de quarta geração na deteção da constrição apical: Um estudo *in vivo*. J Conserv Dent. 2015;18(4):288-91.

62. Silva JM, Brandao GA, Silva EJ, Zaia AA. Influência do comprimento de trabalho e do alargamento foraminal na morfologia do forame e na capacidade de selamento. Indian J Dent Res 2016;27(1):66-72.

63. Sachdeva G, Ballal S, Gopikrishna V, Kandas Wamy D. Endodontic management of a mandibular second premolar with four roots and four root canals with the aid of spiral computed tomography: a case report. J Endod 2008;34(1):104-7.

64. Kulter Y. Investigação microscópica dos ápices radiculares. J Indiana Dent Assooc 2010;89(1):20-8.

65. Saad AY, Yahya AS. A localização da junção cementodentinária em primeiros pré-molares mandibulares de raiz única de pacientes egípcios e sauditas: um estudo histológico. Int Endod J 2003;36:541-6.

66. Ricucci D, Langeland K. Limite apical da instrumentação e obturação do canal radicular, parte 2: um estudo histológico. Int Endod J 1998;31:394-409.

67. Sociedade Europeia de Endodontologia: Directrizes de qualidade para o tratamento endodôntico: Relatório de consenso da Sociedade Europeia de Endodontologia. Int Endod J 2006;39:921-30.

6 8. Sjogren U, Hagglund B, Sundqvist G, Wing K. Factores que afectam os resultados a longo prazo do tratamento endodôntico. J Endod 1990;16:498-504.

6 9. Salzgeber RM, Brilliant JD. Uma avaliação in vivo da penetração de uma solução irrigadora nos

canais radiculares. J Endod 1977;3(10):394-8.

70. Gutierrez JH, Garcia J. Investigação microscópica e macroscópica dos resultados da preparação mecânica dos canais radiculares. Oral Surg 1968;25:108- 16.

71. Jou YT, Karabucak B, Levin J. Largura de trabalho endodôntico: conceitos e técnicas actuais. Dent Clin North Am 2004;48:323-35.

72. Weine FS, keliy RF, Li OPS. O efeito dos procedimentos de preparação na forma original do canal e na forma do forame apical. J Endod 1975;1:255- 62.

73. Walton RE. Avaliação histológica de diferentes métodos de ampliação do espaço do canal pulpar. J Endod 1976;2:304-11.

74. Grossman L. Endodntic practice.11th edition. Philadelphia: Oliet e Delrio:1988: 203.

75. Buchanan LS. Tratamento do canal radicular curvo. J Calif Dent Assoc 1989;17:18-25.

76. Contreras MA, Zinman EH, Kaplan SK. Comparação da primeira lima que encaixa no ápice, antes e depois do alargamento precoce. J Endod 200127:113-6.

77. Pecora JD, Capelli A, Guerisoli DM, Spano JC, Estrala C. Influência da pré-flaring cervical na determinação do tamanho da lima apical. Int Endod J 2005;38:430-5.

78. Morfis A, Sylaras SN, Georgopopulou M. Estudo dos ápices dos dentes permanentes humanos com a utilização do microscópio eletrónico de varrimento. Oral Surg Oral Med Oral Pathol 1994;77:172.

79. Wu MK, Barkis D, Roris A. Wesselink PR. Prevalência e extensão de canais ovais longos no terço apical. Cirurgia oral 2000;89(6):739-43.

80. Tronstad L. Clinical endodontics. New York: Thieme; 1991.

81. Glickman GN, Dumsha TC. Problemas na limpeza e modelação de canais. 3ª edição St Louis: C.V e Mosby;1997:114.

82. Liu DT, Jou YT. Uma técnica para estimar a constrição apical com limas K e instrumentos

rotativos NT Lightspeed. J Endod 1999;25(4):306.

83. Levin JA, Liu DT, Jou YT. A precisão de duas técnicas clínicas para determinar o tamanho do forame apical. J Endod 1999;25(4):294.

84. Wu MK, Barkis D, Roris A, Wesselink PR. Será que a primeira lima a ligar-se corresponde ao diâmetro do canal na região apical? Int Endod J 2002;35(3):264-6.

85. Nair PN. Sobre as causas da periodontite apical persistente: Uma revisão. Int Endod J 2006;39:249-81.

86. Lin LM, Rosenberg PA. Reparação e regeneração em endodontia. Int Endod J 2011;44:889-906.

87. Nair PN, Henry S, Cano V, Vera J. Estado microbiano do sistema de canais radiculares apicais de primeiros molares inferiores humanos com periodontite apical primária após tratamento endodôntico numa visita. Oral Surg Oral Med Oral Pathol Oral Radiol Endod 2005;99:231 -52.

88. Lee SJ, Wu MK, Wesselink PR. A eficácia da irrigação ultra-sónica para remover detritos de dentina colocados artificialmente em canais radiculares de plástico simulados de diferentes tamanhos. Int Endod J 2004;37:607-12.

89. Weiger R, Bartha T, Kalwitzki M, Lost C. Um método clínico para determinar o tamanho ideal do preparo apical. Parte I. Oral Surg Oral Med Oral Pathol Oral Radiol Endod 2006;102:686-91.

90. Borlina SC, de Souza V, Holland R, Murata SS, Gomes-Filho JE, Dezan Junior E. Influência do alargamento do forame apical e do selante na cicatrização de lesões periapicais crônicas induzidas em dentes de cães. Oral Surg Oral Med Oral Pathol Oral Radiol Endod 2010;109:932-40.

91. Fornari VJ, Sousa YT, Vanni JR, Pecora JD, Versiani MA, Neto MD. Avaliação histológica da eficácia do aumento do alargamento apical na limpeza do terço apical de canais curvos. Int Endod J 2010;43:988-94.

92. Holanda R, Sant AJA, Souza VD, Dezan JE, Otoboni FJA, Bernabe PF. Influência da patência

apical e do material de obturação no processo de cicatrização de dentes de cães com polpa vital após terapia de canal. Braz Dent J 2005;16:9-16.

93. Flanders DH. Patência endodôntica. Como a obter. Como mantê-la. Porque é que é tão importante. N Y State Dent J 2002;68:30-2.

94. Adorno CG, Yoshioka T, Suda H. O efeito do comprimento de trabalho e da técnica de preparação do canal radicular no desenvolvimento de fissuras na parede apical do canal radicular. Int Endod J 2010;43:321 -7.

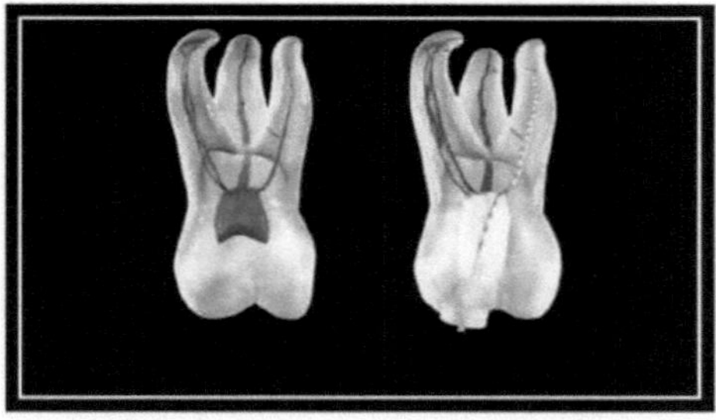

Fig 1: Percurso de deslizamento em endodontia.

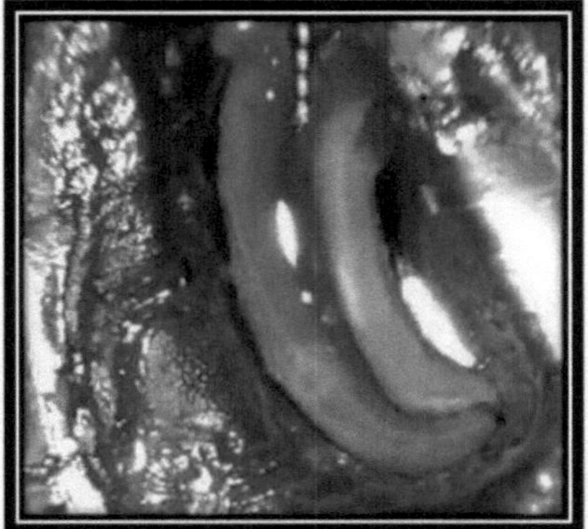

Fig 2: Percurso de deslizamento em endodontia.

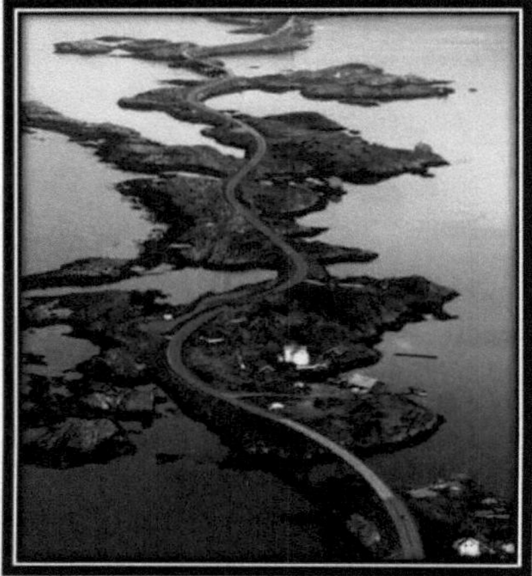

Fig. 3: Trajetória de deslizamento em estradas.

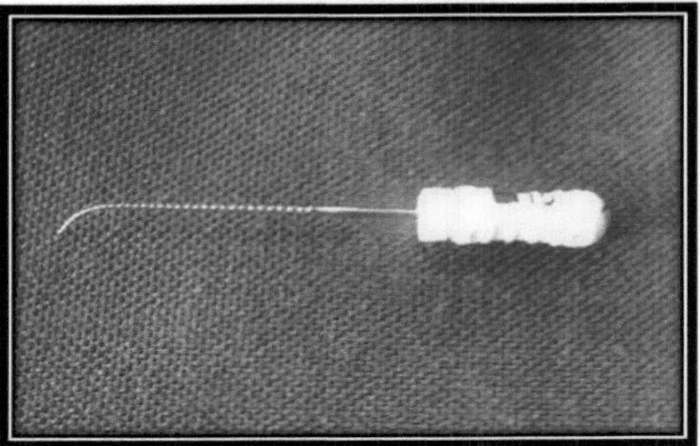

Fig 4: Pré-curvatura da lima K de aço inoxidável.

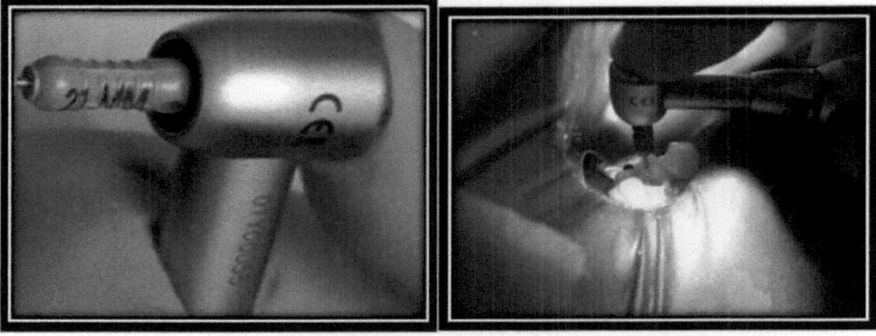

Fig. 5: A peça de mão recíproca de segurança M4 (Sybron Endo) é fixada a uma lima de mão de aço inoxidável depois de ser negociada até ao comprimento de trabalho.

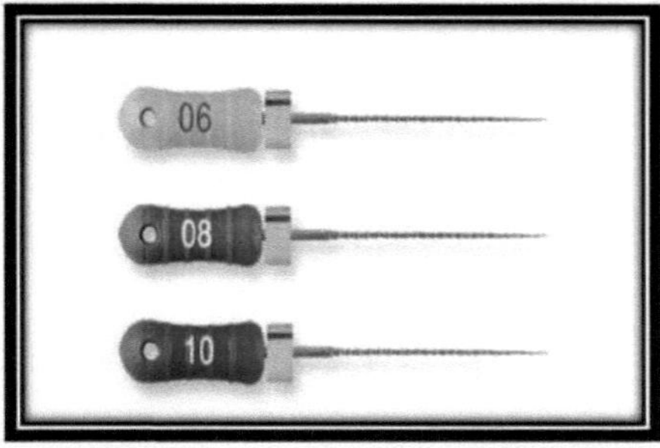

Fig 6: Ficheiros K n.º 6 (cor-de-rosa), n.º 8 (cinzento), n.º 10 (roxo)

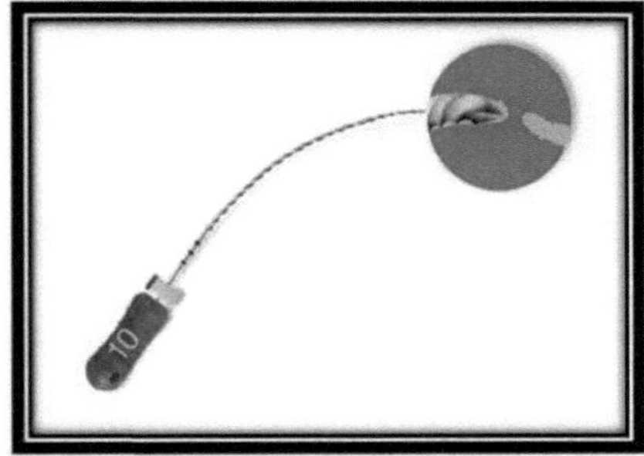

Figura 7: Ficheiro C+ (Dentsply/Maillefer)

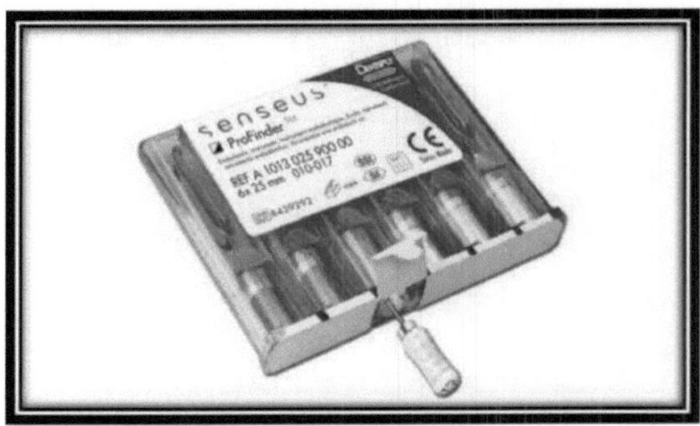

Figura 8: Senseus ProFinders (Densply /Maillefer)

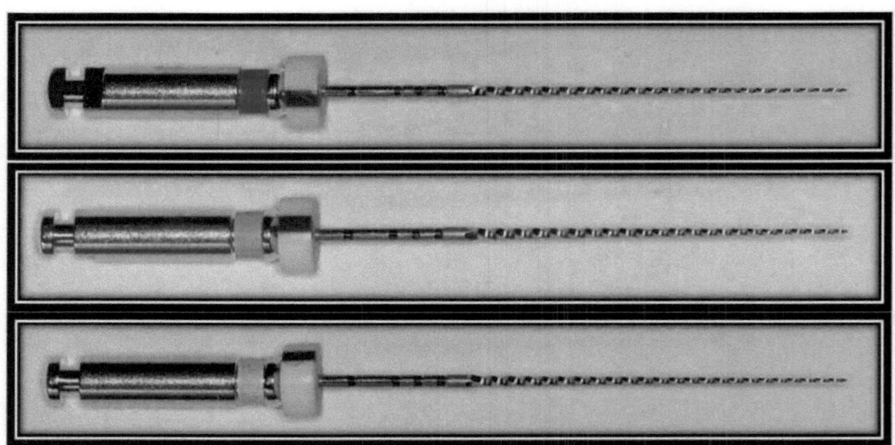

Figura 9: PathFiles (conicidade de 2%): Ponta ISO 13 (anel roxo), ponta ISO 16 (anel branco) e ponta ISO 19 (anel amarelo).

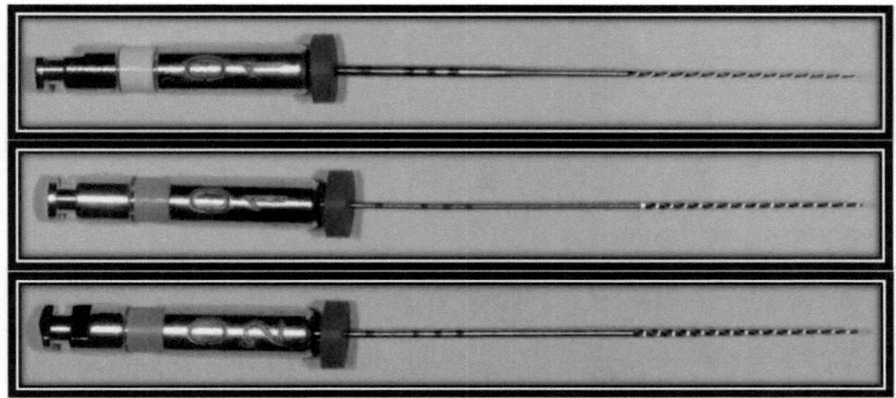

Figura 10: Ficheiros NiTi do X-Plorer Canal Navigation

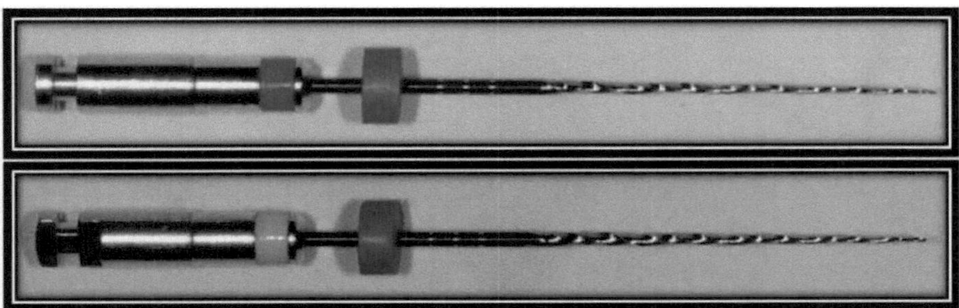

Figura 11: Limas G (cone de 3%)

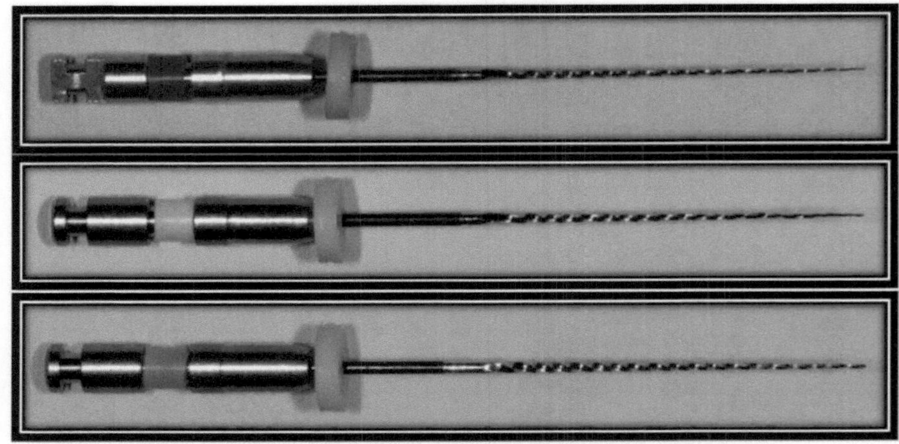

Figura 12: Limas de trajetória deslizante mecânicas EndoWave (conicidade de 2%)

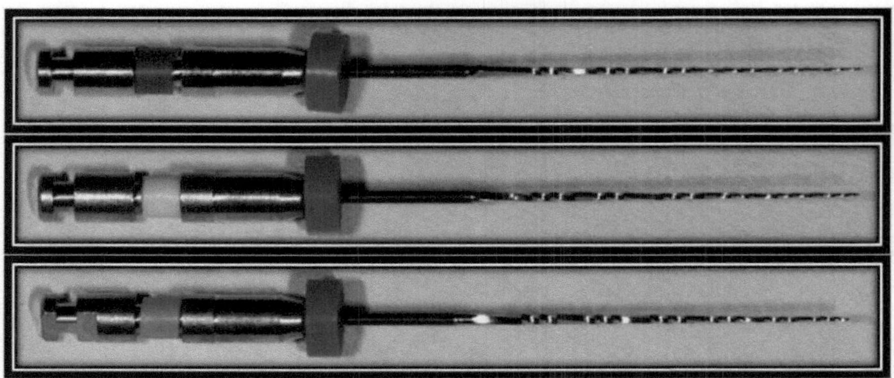

Figura 13: limas Scout RaCe (2% de conicidade)

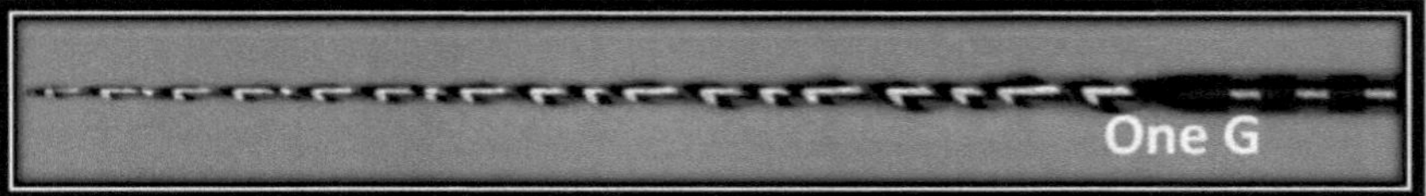

Fig. 14: One-G (Micro-Mega, Besancon, França)

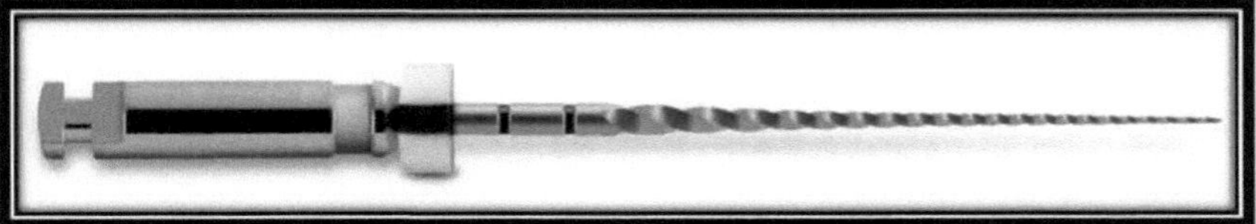

Fig 15: ProGlider (Densply/Maillefer)

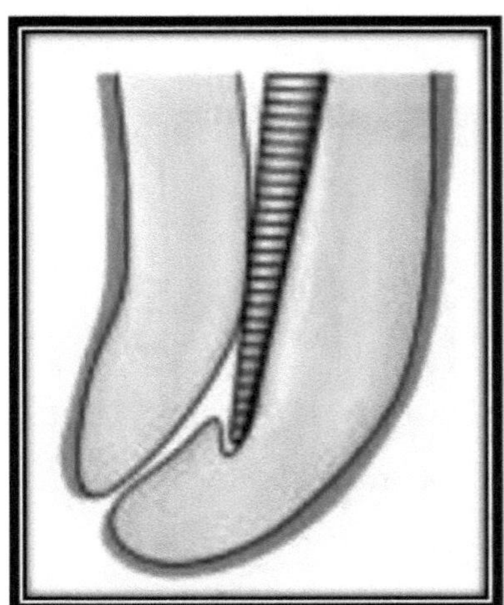

Fig. 16: Formação de bordas.

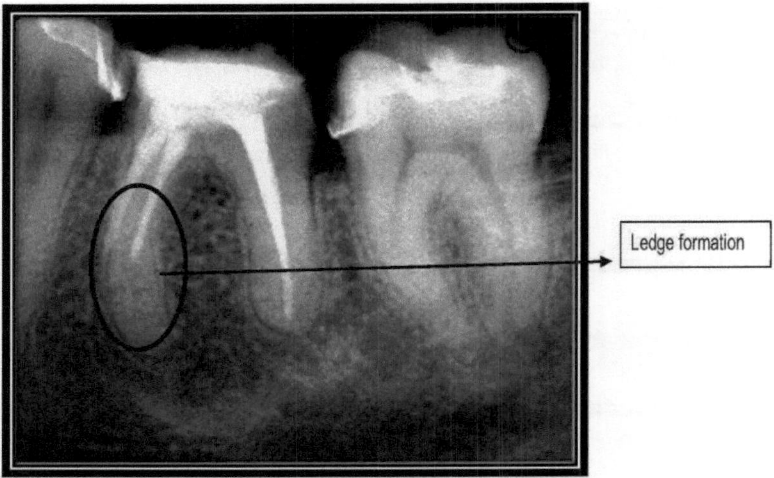

Fig. 17: Formação de rebordos no canal curvo visto na radiografia.

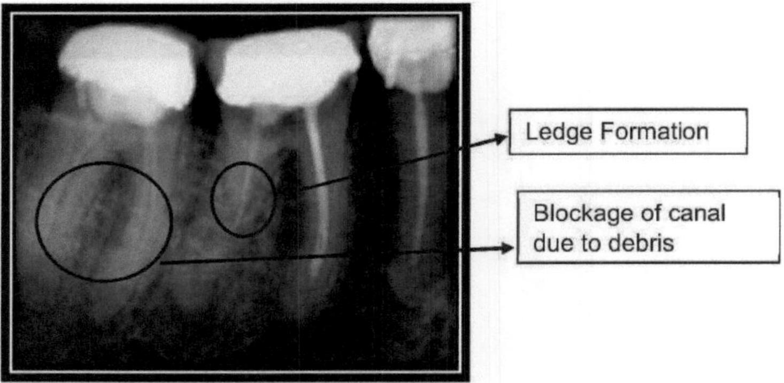

Foto de cortesia: Dr. Peet van der Vyer

Fig. 18a: Um caso em que foram efectuados tratamentos de canal deficientes no segundo pré-molar

inferior direito, primeiro e segundo molares.

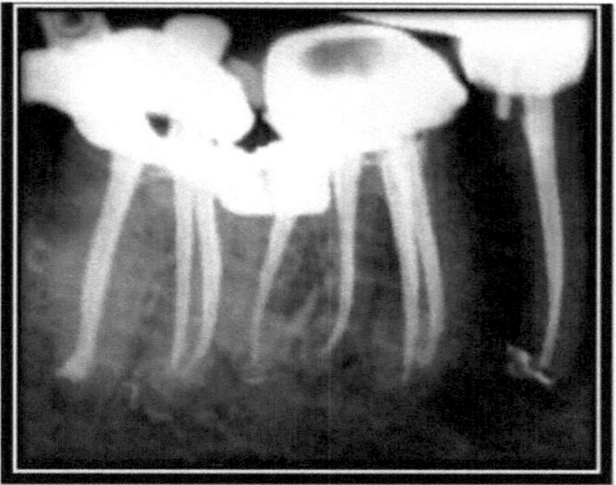

Foto de cortesia: Dr. Peet van der Vyer

Fig. 18b: O mesmo caso após a remoção da guta-percha e a localização dos canais perdidos.

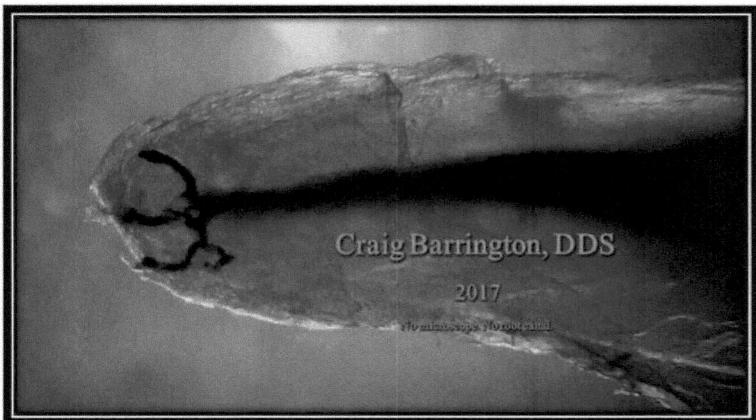

Foto de cortesia: Dr. Craig Barrington

Fig. 19: Diagrama esquemático mostrando os canais acessórios no terço apical do dente

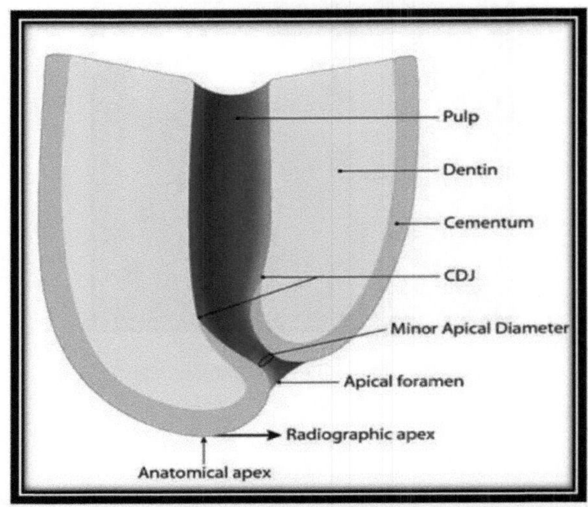

Fig. 20: Diagrama esquemático mostrando as características anatómicas do ápice radicular.

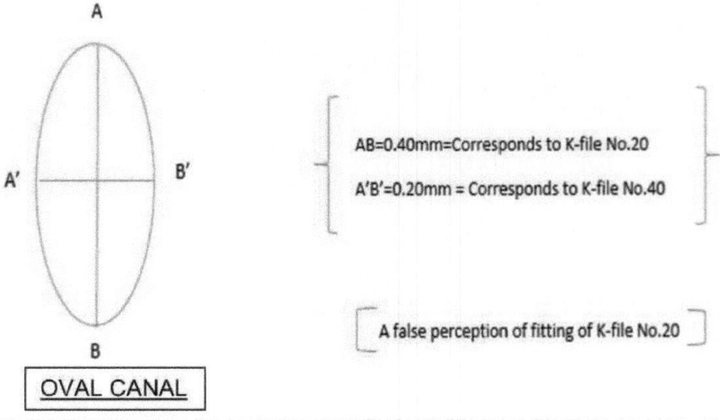

Fig. 21: A secção transversal de um canal radicular oval.

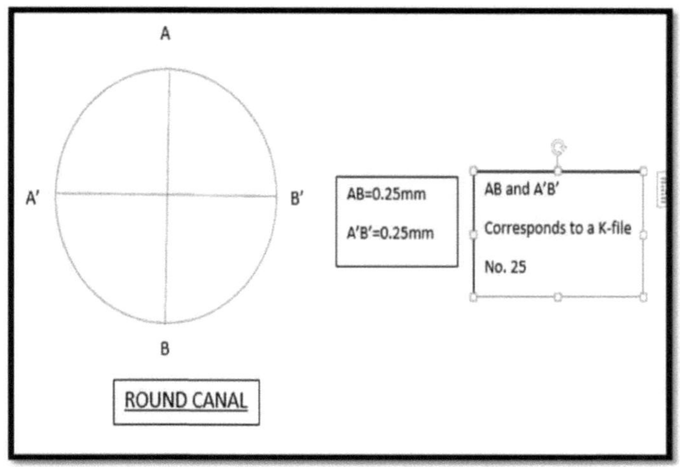

Fig. 22: Secção transversal de um canal radicular redondo.

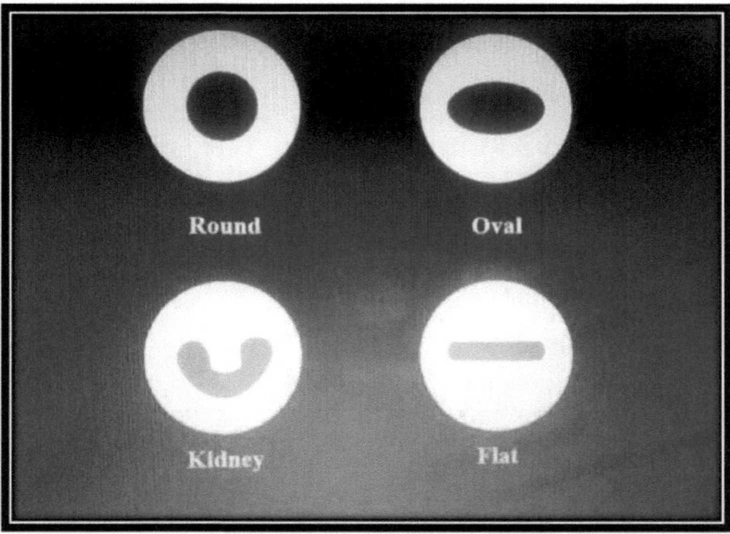

Fig. 23: Dimensões horizontais (secções transversais) do canal radicular.

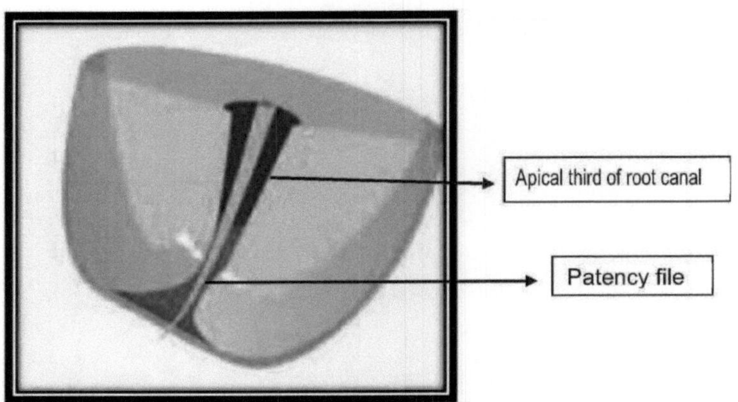

Fig. 24: limagem da patência no canal radicular.

Tabela 1: Tamanho dos forames apicais principais.[78]

Teeth	Mean Value (um)
Maxillary incisors	289.4
Mandibular incisors	262.5
Maxillary premolars	210
Mandibular premolars	268.25
Maxillary molars	
• **Palatal**	298
• **Mesiobuccal**	235.05
• **Distobuccal**	232.2
Mandibular molars	
• **Mesial**	257.5
• **Distal**	392

Tabela 2: Diâmetro mediano do canal a 1, 2 e 5 mm do ápice.[79]

Tooth (Canal) Position	Buccal/Lingual			Mesial/Distal		
	1 mm	2 mm	5 mm	1 mm	2 mm	5 mm
Maxillary						
Central incisor	0.34	0.47	0.76	0.3	0.36	0.54
Lateral incisor	0.45	0.6	0.77	0.33	0.33	0.47
Canine	0.31	0.58	.63	0.29	0.44	0.5
Premolar						
Single canal	0.37	0.63	1.13	0.26	0.41	0.38
Buccal	0.3	0.4	0.35	0.23	0.31	0.31
Palatal	0.23	0.37	0.42	0.17	0.26	0.33
Molar						
Single mesiobuccal	0.43	0.46	.96	0.22	0.32	0.29
First mesiobuccal	0.19	0.37	0.46	0.13	0.27	0.32
Second mesiobuccal	0.22	0.31	0.38	0.16	0.16	0.16
Distobuccal	0.22	0.33	0.49	0.17	0.25	0.31
Palatal	0.29	0.4	0.55	0.33	0.4	0.74
Mandibular						
Incisor	0.37	0.52	0.81	0.25	0.25	0.29
Canine	0.47	0.45	0.74	0.36	0.36	0.57
Premolar						
Single	0.35	0.4	0.76	0.28	0.32	0.49
Buccal	0.2	0.34	0.36	0.23	0.29	0.41
Molar						
Single M	0.45	0.8	2.11	0.22	0.3	0.29
Mesiobuccal	0.4	0.42	0.64	0.21	0.26	0.32
Mesilingual	0.38	0.44	0.61	0.28	0.24	0.35
Distal	0.46	0.5	1.07	0.35	0.34	0.59

Quadro 3: Conceitos e directrizes actuais para determinar o valor final

Largura de trabalho no comprimento de trabalho de diferentes publicações

Tooth	Grossman[74]	Tronstad[80]	Glickman and Dumsha[81]	Weine[82]
Maxillary				
Centrals	80–90	70–90	35–60	3 sizes
Laterals	70–80	60–80	25–40	3 sizes
Canines	60–60	50–70	30–50	3 sizes
First premolars	30–40	35–90	25–40	3 sizes
Second premolars	50–55	35–90	25–40	3 sizes
Molars	30–55–50			3 sizes
Mesiobuccal/ Distobuccal		35–60	25–40	3 sizes
Palatal		80–100	25–50	3 sizes
Mandibular				
Centrals	40–50	35–70	25–40	3 sizes
Laterals	40–50	35–70	25–40	3 sizes
Canines	50–55	50–70	30–50	3 sizes
First premolars	30–40	35–70	30–50	3 sizes
Second premolars	50–55	35–70	30–50	3 sizes
Molars	30–55–50			3 sizes
Mesiobuccal/ Mesiolingual		35–45	25–40	3 sizes
Distal		40–80	25–50	3 sizes

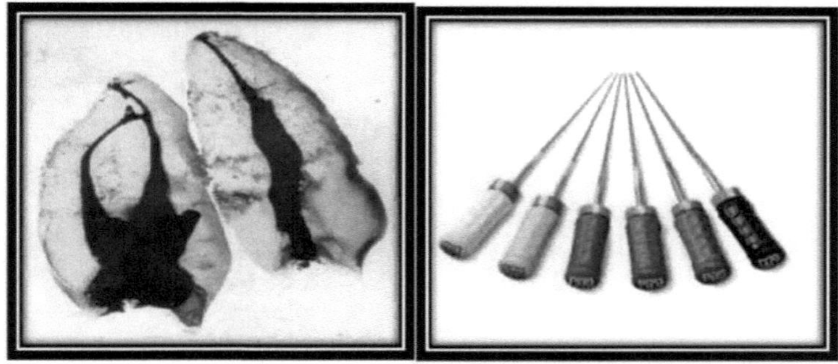

Fig. 25: Discrepância de afilamento entre o instrumento e as paredes do canal.

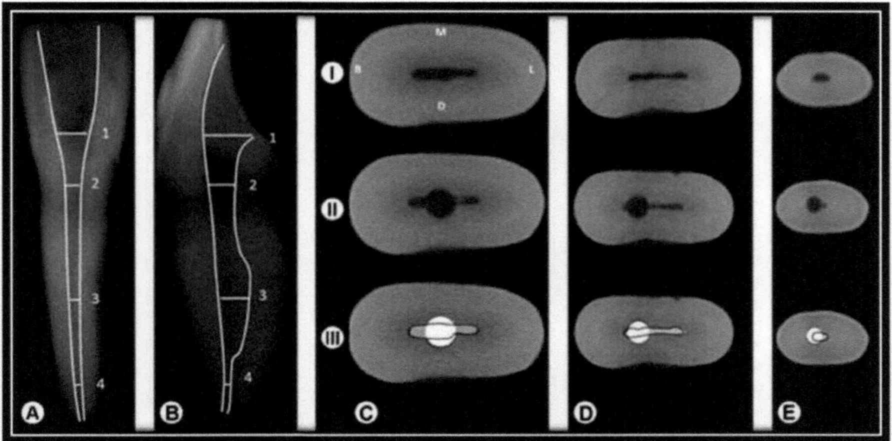

Fig. 26: Efeito de buraco de fechadura e de haltere em canais ovais.

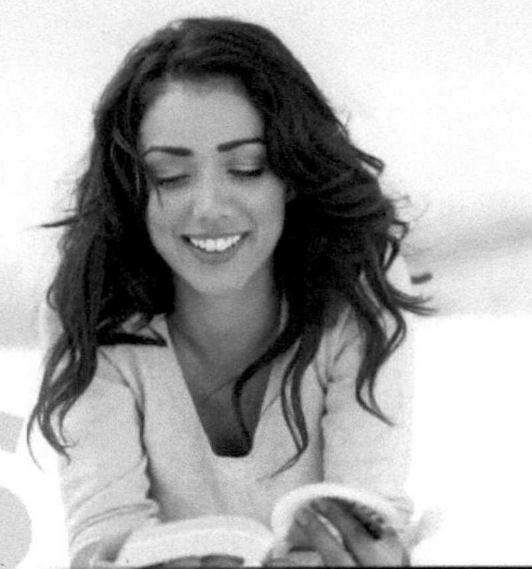

Buy your books fast and straightforward online - at one of world's fastest growing online book stores! Environmentally sound due to Print-on-Demand technologies.

Buy your books online at
www.morebooks.shop

Compre os seus livros mais rápido e diretamente na internet, em uma das livrarias on-line com o maior crescimento no mundo! Produção que protege o meio ambiente através das tecnologias de impressão sob demanda.

Compre os seus livros on-line em
www.morebooks.shop

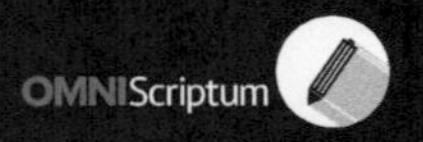

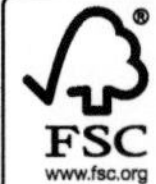

Printed by Books on Demand GmbH, Norderstedt / Germany